Wolfgang Spiller
Neurodermitis

Wolfgang Spiller

Neurodermitis

Krankheit ohne Ausweg?
»Schach den Allergenen«

Mit Rezepten »tierisch-eiweißfreie Vollwertkost«

Verlag 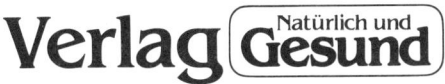 Natürlich und Gesund

Gewidmet meiner Frau Brigitte
und meinen Kindern Judith, Ellen, Roman und Anne-Lena

Allergie – ist nichts anderes
als der letzte, verzweifelte Hilfeschrei
eines über Generationen
gebeutelten Organismus!
(Anne Calatin)

ISBN 3-924877-05-X
1. Auflage 1.–8. Tsd.
© 1987 Copyright by Verlag »Natürlich und Gesund«
Eberhard Cölle, Postfach 700118
7000 Stuttgart 70
Karikaturen von Peter Kaste; Abb. Archiv »N und G« Stuttgart

Satz, Druck und Bindung: Kösel, Kempten

Inhalt

Seiten

A: Ein Wort vorweg ... (Dr. med. P. G. Seeger) 7
B: Zum Geleit ... (Vorwort Jürgen Pfeifer) 13
C: Vorwort des Autors 16
1. Das Giftfaß ist längst voll 20
2. Eine vollwertige Ernährung tut not! 26
3. Laßt unsere Nahrung so natürlich wie
   möglich! 34
4. Fett ist nicht gleich Fett! 37
5. Unser täglich (Frischkorn-)Brot gib uns
   heute... 40
6. Fabrikzucker – ein isoliertes, gefährliches
   Kohlenhydrat 42
7. Natives Eiweiß aus der Pflanze – wie die Natur
   es uns schenkt 46
8. Der »Weisheit« erster Schluß: Nimm Cortison,
   und du fühlst du dich wohl 52–58, 89–93
D: Rezepte: Vitalstoffreiche Vollwertkost mit
   tierisch-eiweißfreiem Trend (grüner Mittelteil) 57
9. Dogma Nummer Zwei: Allergene müssen
   erkannt werden 94
10. Der kollektive Impfschutz ist eine Illusion 97
11. Bakterien sind Gesundheitserreger! 102
12. Das Villinger Modell 106
E: Katamnestische Erhebung 109
F: Patienten schildern ihren Leidensweg 127
G: Das Fasten............................. 137
H: Nachwort 143

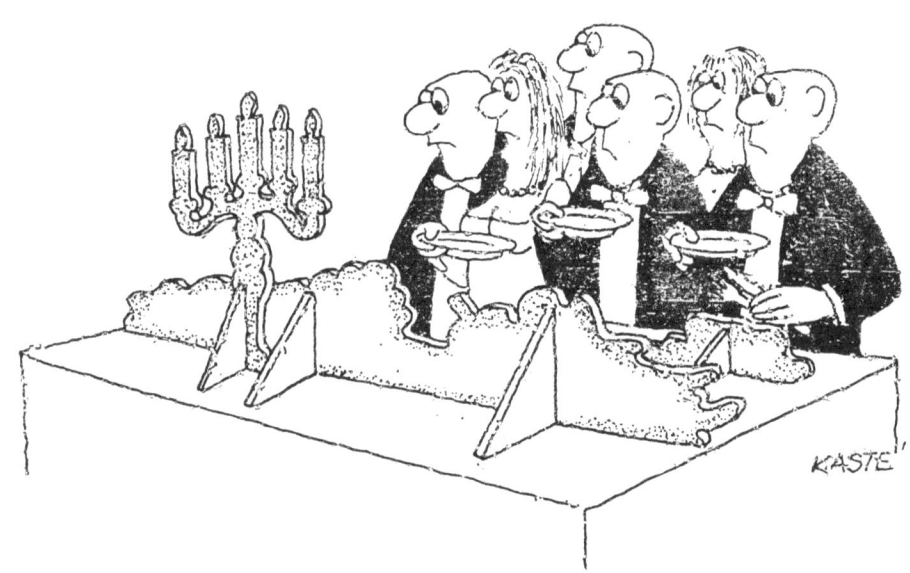

Sechsfache Meinungsäußerung der Hungrigen:

(1) »Bescheidenheit ist eine Zier!«
(2) »... doch weiter kommt man ohne ihr.«
(3) »Je weniger wir essen, desto besser für uns!«
(4) »Klar, jedoch: auf das Richtige, Vollwertige kommt es an. Wir essen nicht zuviel, sondern vom Vitalstoffreichen zu wenig!«
(5) »Gesunde Ernährung ist der beste Einstieg in eine bewußte Lebensführung.«
(6) »Wenn Du noch mehr wissen willst, dann lies dieses Ratgeber-Buch. Schach den Allergenen!«

Ein Wort vorweg...

Die Neurodermitis constitutionalis, die zu den allergischen Krankheiten gehört, ist eine Crux medicorum. Es muß dem Autor deshalb hoch angerechnet werden, daß er keine Mühe gescheut hat, diese Erkrankung erschöpfend abzuhandeln. Vor allem hat er Richtlinien für eine alternative Therapie angegeben, die eigentlich nur bei klinischer Behandlung, wie sie in der Schwarzwald-Klinik in Villingen-Schwenningen durchgeführt werden kann, erfolgreich ist, was die Kasuistik ja auch beweisen kann.

Die Neurodermitis ist eine anlagebedingte Hauterkrankung, ein konstitutionelles Ekzem, dessen auffallendes Leitsymptom der Juckreiz ist.

Die Ursachen dieser genetischen Schwäche, die sich in einer symptomatischen Allergie mit Überempfindlichkeit der Haut äußert, sind in der Hochschulmedizin nur unzureichend bekannt. Der Autor weist auf exakte Feststellungen hin, daß der Giftkonsum mit Nahrung, Kleidung, Medikamenten, Kunststoffen, Amalgam, Formaldehyd, Tabak, usw. und die Hekatomben der Auspuffgase mittlerweile 25 Millionen Allergiker und davon 3 Millionen neurodermitiskranke Menschen produziert hat. Dem Autor zufolge, beginnt die Vergiftung bereits im Mutterleib. Er verweist mit Recht auf die Zeitbombe Amalgam. Jedoch, das möchte ich ergänzend hinzufügen, das wohl gemeinste Gift, mit dem die Jugend schon vom Säugling an vergiftet wird, ist das Fluor. Diese toxische Zeitbombe der Dental- und Wasserfluoridierung zerstört bekanntlich den intimsten Bereich des Lebens, nämlich die Atmungskette, und die verheerenden Auswirkungen werden erst nach Jahrzehnten in Erscheinung treten.

7

Was die Ernährung anbetrifft, so haben wir in den letzten vierzig Jahren eine Umkehrung aller Werte erlebt. So stieg von 1950 bis 1980 allein der Fleischkonsum von 60 auf 90 kg pro Kopf, der Eierkonsum von 14 auf 17 kg, ebenso der pro-Kopf-Verbrauch an Hartfetten.

Eine nicht wieder gutzumachende Gefahr bildet die schrankenlose Verschreibung von Antibiotika bei jedem Schnupfen, Husten und sonstigen Bagatellerkrankungen. Die Antibiotika machen ja ihrem Namen alle Ehre: »anti bios«; sie sind gegen das Leben gerichtet.

Eines der größten Hauptübel der Zivilisation ist der Zuckerkonsum. Anfang dieses Jahrhunderts war der Verbrauch von industriell hergestelltem Zucker sehr gering, weil sich arme Familien keinen teuren Fabrikzucker leisten konnten. Heute sind viele Nahrungsmittel unnötigerweise mit denaturiertem Zucker »überzuckert«. Und Zucker verursacht nicht nur Karies, sondern aktiviert sehr stark das Wachstum praekanzeröser Zellen, führt also zum Krebs. Wenn der heutige Zeitgenosse der westlichen Industrieländer 60–70000 synthetischen Chemikalien ausgesetzt ist, von denen laut WHO 27000 krebserregend sind (und die übrigen auch nicht gerade als harmlos angesehen werden müssen!), sollten wir uns nicht wundern, wenn die Menschen der Wohlstandsgesellschaft auf 50 und mehr Substanzen allergisch reagieren, zumal man in Neubauwohnungen mehr als 22 Schadstoffe nachweisen konnte und das Styropor stark krebserregend ist.

Die durch ärztliche Maßnahmen produzierten Allergene verursachen allein zu 50% Überempfindlichkeitsreaktionen.

Die Neurodermitis wird angeheizt durch Lebensmittelzusätze und denaturierte Nahrung, die das Immunsystem so schädigen, daß krankhafte Antikörper gebildet werden

8

und dadurch die Abwehr durch die T-Lymphozyten geschwächt wird.

Die Unterversorgung mit Vitamin B_1 (man merke: die heutige Zivilisationskost enthält mit 0,8 mg/Person/Tag nur die Hälfte der erforderlichen Menge!) zieht bei der zentralen Stellung des Vitamin B_1 schwere Schäden nach sich.

Der Autor fordert mit Recht eine Umkehr der Ernährungsweise im Sinne einer naturbelassenen, vitalstoffreichen Vollwertkost: »Laßt unsere Nahrung so natürlich wie möglich!« (Prof. Werner Kollath).

Die katastrophale Auswirkung dieser vitalstoffarmen Zivilisationskost beschert uns 20 Millionen Rheumakranke, 5 Millionen Diabetiker, 3 Millionen Neurodermitiker, 400 000 Herz- und Kreislaufkranke und 150 000 Krebstote im Jahr. Wahrlich eine Leistung!

Berücksichtigt werden müssen Unverträglichkeitsreaktionen beim Neurodermitis-Kranken, vor allem Zitrusfrüchte, Rosinen und Paprika. In diesem Falle werden wohl die Spritzgifte ursächlich beteiligt sein.

Von ausschlaggebender Wichtigkeit sind die Faser- bzw. »Ballaststoffe«; der Darmfunktion kommt sowieso eine zentrale Bedeutung zu.

Von Übel ist der erhöhte Verbrauch gesättigter Fettsäuren bzw. von Hartfetten. Neurodermitiskranke sollten daher viel ungesättigte Fettsäuren und Vitamine essen, damit der ungehinderte Abbau der Fette zu Kohlensäure und Wasser gewährleistet ist.

Bereits in den 30er Jahren gelangte man zu der Vermutung, daß die Entstehung des Ekzems beim Neurodermitiskranken auch mit einem gestörten Fettstoffwechsel im Zusammenhang stehen könnte. Diese Annahme erklärte sich aus der Beobachtung, daß ekzematöse dermatitiskranke Kinder einen auffallend niedrigen Blutspiegel an ungesättigten Fettsäuren aufweisen.

Neueren Erkenntnissen der Stoffwechselvorgänge zufolge, besonders in der Prostaglandinforschung, haben uns inzwischen einen tieferen Einblick in die komplizierten biochemischen Vorgänge des Zellstoffwechsels verschafft.

Dem Prostaglandin E_1 (PGE$_1$) kommt im Zusammenhang mit der Neurodermitis eine spezifische Bedeutung zu, da es eine Steuerfunktion für das Hautgewebe ausübt und normalisierend auf entzündliche Prozesse wirkt. Dieses PGE$_1$ wird über eine Synthesekette ausschließlich aus essentiellen Fettsäuren (das sind Fettsäuren, die der Organismus nicht bilden kann und die mit der Nahrung zugeführt werden müssen) erzeugt.

Durch einen Mangel an hochungesättigten Fettsäuren, wie bei der landläufigen Ernährung, wird die biologische Funktion der Haut geschädigt. Den gleichen Effekt bewirkt auch die Unterbrechung der Synthesekette.

Die Blockade wird verursacht durch eine Hemmung des Enzyms Delta-6-Desaturase (D6D), das die Linolsäure in die Gamma-Linolensäure (= Vorstufe des Prostaglandins) umwandelt.

Bereits seit den 30er Jahren datieren Versuche einer Therapie von Neurodermitiskranken durch eine erhöhte Zufuhr von Linolsäure, die gewisse Erfolge, wenn auch geringen Umfangs, zeitigten.

Erst dem kanadischen Wissenschaftler Horrobin verdanken wir die Erkenntnis, daß er eine natürliche Quelle fand, die Gamma-Linolensäure in therapeutisch erforderlichen Mengen liefern konnte: die Nachtkerze (Oenothera spez.) Das Öl aus dem Samen der Nachtkerze enthält hinreichende Mengen von Gamma-Linolensäure. In Eng-

10

land wurden dann die ersten klinischen Versuche mit dem Öl der Nachtkerze durchgeführt, die zu überraschenden Erfolgen führten.

Das waren die ersten kontrollierten Versuche, die unternommen wurden, um die Neurodermitis oral zu behandeln. Bei 50% der Neurodermitiskranken kommt es zu überdurchschnittlichen Besserungen.

Die Denaturierung des Getreides (Verzehr von Auszugsmehl anstelle Vollkornschrot) und damit der Verlust an Eisen und Spurenelementen ist ein weiterer wichtiger Faktor in Richtung Neurodermitis. Doch vor allem muß der »König Zucker« entthront werden – ob in reiner oder versteckter Form: ihm sind zahlreiche ernährungsbedingte Zivilisationskrankheiten anzulasten.

Der weiße oder braune Fabrikzucker erzeugt nicht nur Karies sondern auch Krebs, weil er in Zellen, in denen die Atmungskette durch Gifte geschädigt ist, die Atmung senkt und die Gärung erhöht.

Man kann einen Krebskranken (und wer weiß schon, ob er Krebs hat, da der Krebs zwölf Jahre im Verborgenen wuchert!) durch noch nicht einmal hohe Glucosegaben in kurzer Zeit umbringen.

Tierisches Eiweiß wird vom Organismus als artfremd angesehen, und der Körper reagiert darauf allergisch, vor allem beim Fehlen von Vitamin B_1. Überhaupt ist das tierische Eiweiß ein Hauptallergen in der Ernährung. Das gilt im übrigen auch für das Milcheiweiß (Ausbruch von Neurodermitis nach dem Abstillen, wenn danach Kuhmilch verabfolgt wird).

Während die Muttermilch 11 g Eiweiß/l enthält, weist die Kuhmilch 33/l auf. Hinzu kommt, daß die Muttermilch reicher an ungesättigten Fettsäuren ist. Die Bedeutung der hoch ungesättigten Fettsäuren für den Neuroder-

11

mitiskranken kann wohl nicht oft genug erläutert werden!

Verfehlt und schädlich sind beim Neurodermitiker die Fettsalben. Cortisonsalben einzusetzen, ist in meinen Augen ein Verbrechen! Cortison führt nämlich sehr oft zur Kontakt-Dermatitis.

Auch der kollektive Impfschutz ist eine Illusion. Im Gegenteil: eine Impfung kann zu schweren gesundheitlichen Schäden führen (z. B. im Kindesalter Meningitiden).

Von ausschlaggebender Bedeutung ist die Biose des Darmes, die Erhaltung bestimmter Bakterienarten, von Symbionten, welche das Abwehrsystem »auf Vordermann« bringen.

Das »Villinger Modell« zeigt einen Weg, wie ernährungsbedingte Zivilisationskrankheiten ursächlich zu heilen sind. In der Schwarzwald-Klinik wird der Patient nicht nur in seinen körperlichen, sondern auch in seinen geistigen und sozialen Gegebenheiten erfaßt.

Der Schwarzwald-Klinik gebührt das Verdienst, daß sie sich schwerpunktmäßig der Behandlung ernährungsbedingter Erkrankungen widmet, wobei die Hauterkrankungen und Allergien im Vordergrund stehen. Die Therapiegrundlage ist dabei eine vitalstoffreiche Vollwertkost mit individuell spezifischer Ausrichtung.

Die katamnestische Erhebung am Schluß der Ausführungen erbringt an 99 Patienten ganz besondere Ergebnisse. Zu diesen leicht verständlichen, exakten und hervorragenden Ausführungen möchte ich dem Autor gratulieren; sie werden wegweisend für viele Neurodermitiskranke sein.

Dr. med., Dr. sc. nat. P. G. Seeger
Arzt für Allgemeinmedizin und Naturheilverfahren,
Biologe und Krebsforscher.

Zum Geleit...

Neurodermitis ist eine Krankheit, an der in der Bundesrepublik Deutschland schätzungsweise 1,5 bis 2 Millionen Menschen erkrankt sind.

In etwa 600 000 bis 800 000 Fällen, und das überwiegend bei Säuglingen und Kleinkindern (!) tritt die Neurodermitis in generalisierter Form auf. Neurodermitis, eine Hautallergie, wird auch endogenes Ekzem genannt.

Aus eigener Betroffenheit, da mein Kleinkind Rene im Alter von 6 Monaten an Neurodermitis erkrankte, habe ich gemeinsam mit einigen Freunden im Februar 1985 den Bundesverband Neurodermitiskranker in Deutschland e. V. gegründet.

Ohne direkte Bindung an Schulmedizin, Naturheilkunde oder Pharmazie, versuchen wir vom Verband aus, einmal ganz neue Wege und Therapiemöglichkeiten ausfindig zu machen. Wir zeigen dabei auf, wo Neurodermitiserkrankte sich einer Behandlung unterziehen können, wo sie mit hoher Wahrscheinlichkeit vom Krankheitsbild der Neurodermitis abkommen. Neurodermitis ist – ähnlich dem jugendlichen Diabetes – nahezu unheilbar. Wir können davon ausgehen, daß nur eine Symptomfreiheit um das Krankheitsbild erreicht werden kann.

Recht früh, unmittelbar nach Gründung unseres Bundesverbandes, nahmen wir mit der Schwarzwald-Klinik in Villingen-Schwenningen Kontakt auf, wo Herr Spiller als Ernährungstherapeut so sehr erfolgreich tätig ist.

Uns imponierte sein großes Fachwissen um die Krankheit, vor allem, wie unter dem Einfluß der dortigen Ernährungstherapie die Neurodermitiskranken weitestgehend von ihrem Leiden befreit werden.

Neurodermitis wird leider von der Hochschulmedizin in den meisten Fällen als eine »Hauterkrankung« angesehen. Deshalb ist es immer wieder konfliktbehaftet, wenn man den Neurodermitiskranken zumutet, über eine Ernährungstherapie mit der Behandlung zu beginnen.

Es hat uns bis heute viel Arbeit gekostet, die Schulmediziner und Krankenkassen zu überzeugen, die Neurodermitis sei eine ernährungsbedingte Krankheit, deren Ursache in einer falschen Lebensführung liege und die am schnellsten mit einer Umstellung der Ernährung »angepackt« werden könne.

Immer wieder, wenn wir auf Behandlungsmethoden stießen, die mit einer Ernährungsumstellung beginnen, und das mit der tierisch-eiweißfreien Vollwerternährung, durften wir feststellen, daß die Neurodermitis in ihren unerträglichen Symptomen »geheilt« wurde.

Es muß auch gesagt werden: Wenn die kleinen und großen Patienten im Anschluß an ganzheitliche Behandlungsmethoden sich ernährungsmäßig nicht entsprechend einstellen wollten, kam es in aller Regel wieder zum Rückfall. So können wir festhalten, daß der Neurodermitispatient die Symptomatik seiner Krankheit in höchster Eigenverantwortung zu tragen hat.

Will der Neurodermitiskranke an allen Gelüsten der Welt, vor allem im Ernährungsbereich, teilnehmen, so bleibt ein Übel die Ernährung, das andere hingegen ist der permanente Juckreiz und das desolat gestörte Hautbild.

Ich möchte auf einen etwas heiklen Aspekt aufmerksam machen: Wenn man immer wieder davon spricht, daß die wichtigste Verantwortung der Eltern gegenüber ihren Kindern darin besteht, sie gesund und lebensfroh zu erzielen, so muß man gerade im Bereich der Neurodermitis sagen, daß hier die Eltern wohl der ausschlaggebende

14

Faktor sind, ob ihr Kind eine hohe Eigenverantwortung gegenüber sich selbst und seiner Ernährung an den Tag legen kann.

Wir hoffen und wünschen, daß das nachstehende Buch von Wolfgang Spiller eine breite Leserschaft findet, so daß viele Menschen mehr von der Neurodermitis lernen, daß sie mit der Krankheit umzugehen verstehen, wenn sie dieses Buch gelesen haben, und daß es ihnen gelingt, nach dem Villinger Modell bzw. dem Ernährungsprinzip des Autors ihr Leben symptomfrei gestalten können.

An dieser Stelle möchte ich nicht unerwähnt lassen, daß der Bundesverband gerne weitere Auskünfte um die Neurodermitis und erfolgreiche Behandlungsmethoden bekanntgibt.

Bitte schreiben Sie uns und fordern Unterlagen an:

Bundesverband
Neurodermitiskranker in Deutschland e.V.
Sabelstr. 39, Postfach 1405,
5407 Boppard/Rhein, Tel. 06742/2598.

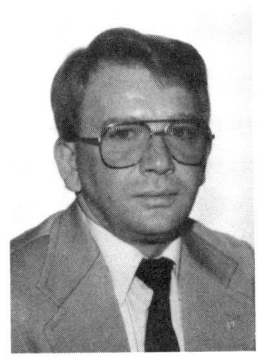

Jürgen Pfeifer
Vorsitzender und
Bundesgeschäftsführer

Vorwort des Autors

Die Krankheit Neurodermitis constitutionalis, auch endogenes Ekzem, Dermatitis atopica und Hautasthma genannt, gehört zu den allergischen Erkrankungen, die im »Atopischen Trias« zusammengefaßt sind.

Zu den atopischen Erkrankungen zählt man neben der Neurodermitis noch den Heuschnupfen und das allergische Asthma.

Diese drei Erkrankungen wurden zusammengefaßt, da sie zu den angeborenen Allergien zu zählen sind.

Atopie – das Wort wurde aus dem griechischen übernommen – bedeutet »Fremdartigkeit« und soll, ähnlich wie der Begriff Allergie, die anomale Reaktionsweise unseres Abwehrsystems zum Ausdruck bringen.

Hier läßt sich schon erkennen, daß die Neurodermitis in erster Linie gehäuft im Kindesalter auftritt. Sie kann sich schon im Säuglingsalter zeigen, nämlich beim sogenannten Milchschorf. Es kommt zu ersten Rötungen, Nässen und Krustenbildung auf dem Kopf und an den seitlichen Wangenpartien. Begleitet werden diese Hauterscheinungen durch einen mehr oder minder starken Juckreiz, auch während des Schlafens.

Im Kleinkindalter bilden sich dann typische Beugeekzeme aus, die auch Hals, Nacken, Mundpartie, Hände und Gesicht befallen können. In seltenen, aber dafür schweren Fällen, breitet sich das Ekzem auf dem ganzen Körper aus.

Das auffallendste Leitsymptom der Neurodermitis ist der Juckreiz. Die betroffenen Kinder können sich in wahre Juckattacken hineinsteigern, die erst zur Ruhe kommen, wenn die Haut blutig aufgekratzt ist. Dadurch besteht natürlich immer die große Gefahr, daß durch die sich auf

16

der Haut befindlichen Bakterien (Staphylokokken) eine Infektion entsteht, die sogenannte Impetigo, eine gefürchtete Komplikation beim endogenen Ekzem.

Ein anderes Leitsymptom ist die extrem trockene Haut. Bei 40% der Neurodermitiker geht eine zweite Hautanomalie einher, die Ichthiosis vulgaris – Fischschuppenhaut. Diese Erscheinungsform ist gekennzeichnet durch eine Verhornungsstörung der Haut, die aufgrund der verkümmerten Talgdrüsen die Fähigkeit verloren hat, ausreichend Fett zu produzieren und auf die Haut auszuscheiden.

Doch leider wird immer wieder der Fehler gemacht, dieses Manko durch Fettsalben zu beheben. In einem speziellen Kapitel dieses Buches wird ausführlich auf das Problem eingegangen.

Oftmals ist es sehr schwierig, im frühesten Kindesalter eine Neurodermitis zu erkennen, da sich gelegentlich nur sogenannte Minimalsymptome zeigen, z. B. eingerissene Ohrläppchen, Nuckelekzeme, Daumenekzem oder aufgesprungene Fingerspitzen. Auch die Verlaufsformen der Neurodermitis sind recht unterschiedlich. Akute Schübe können sich mit beschwerdefreien Intervallen abwechseln, oder das Ekzem entwickelt sich kontinuierlich schlechter, so daß immer mehr Hautstellen befallen werden. Manchmal kommt es zu einer Verlagerung auf eine andere Hautregion, der Schleimhaut, mit asthmatischen Anfällen. Dies ist eine Besonderheit der atopischen Erkrankungen: Der Wechsel von einem Organ zum anderen. Ein Heuschnupfen verschwindet, dafür tritt Asthma in den Vordergrund. Oder das Asthma verschwindet, dafür bildet sich ein Ekzem aus. Eine Laune der Natur, auf die bis heute noch keine befriedigende Antwort gefunden werden konnte.

Warum ist das Thema »Neurodermitis« heute so aktuell? Welche Antwort weiß die Medizin auf diese Krankheit?

Neurodermitis hat es schon immer gegeben. Die Griechen und Römer berichten uns darüber, wobei die Römer schon die Klimakuren kannten. Sie schickten ihre Hautkranken, vor allem die, die es sich leisten konnten, ans Tote Meer zum Schwimmen und Sonnenbaden. Das Tote Meer enthält in großen Mengen Bitumen, einen Naturteer, sowie Magnesiumchlorid. Diese beiden Substanzen überziehen die Haut mit einem dünnen Film, der das Sonnenlicht im günstigsten Verhältnis filtert und somit eine beruhigende und kurzfristig lindernde Wirkung auf das Krankheitsbild ausübt. Sonnenlicht und Teer macht sich die moderne Medizin auch wieder zunutze bei der Behandlung der Neurodermitis, doch ich werde in einem Kapitel die Wirkungslosigkeit dieser »Symptomlinderungsversuche« aufzeigen.

Die Germanen hatten nicht die Möglichkeit, exklusive Klimakuren durchzuführen; sie legten ihre Kinder auf sogenannte Godinsäcker. Diese Godinsäcker sind Felder oder Wiesen gewesen, die am Hang mit günstiger Sonneneinstrahlung lagen. Trotz allem war die Neurodermitis eine relativ seltene Erkrankung. Legt man heute statistische Zahlen zugrunde, muß man mit Schrecken feststellen, daß sich die Zahl der Allergiker in den letzten Jahren vervierfacht hat. Der Bundesverband Neurodermitiskranker e. V. spricht inzwischen von 1,5 Millionen Betroffener in der Bundesrepublik Deutschland. Die Dunkelziffer liegt wahrscheinlich in der gleichen Größenordnung. Noch erschreckender ist die Zahl aller, die an einer allergischen Erkrankung leiden; sie liegt in Deutschland bei 25 Millionen Personen. Hier muß man von einer wahren Explosion innerhalb dieses Krankheitsgebietes sprechen.

Werden uns hier Grenzen aufgezeigt, mit einer belasteten Umwelt fertigzuwerden? Sind unsere Kinder nicht mehr belastbar? Wenn ja, warum? Um diese Fragen umfassend zu beantworten, sind die Umweltfaktoren von zwei Seiten zu beleuchten: Einmal die Umwelt, mit der wir tagtäglich von außen konfrontiert werden; zweitens die Umwelt, mit der wir von innen belastet werden, vor allem über die Ernährung. Das ist und bleibt ein Problem der Ernährung an und für sich.

Wir müssen uns Gedanken machen über diese Auswirkungen auf unseren Organismus. Die Auswirkungen müssen genauestens durchleuchtet werden. Und viele Dinge, die wir von der Allergiediagnostik und -therapie kennen, müssen wir in Frage stellen. Dieses Buch soll dem geplagten Patienten und den verzweifelten Eltern helfen, diese Krankheit besser zu verstehen; es soll helfen, kritisch zu werden gegen alle möglichen angebotenen Therapieverfahren; es soll aufklären und einen Weg aufzeigen, der sich bereits seit Jahren bestens bewährt hat.

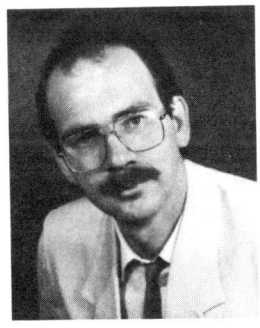

Wolfgang Spiller

Das Giftfaß ist längst voll ...

Man wird dem Phänomen der zunehmenden physiologisch-biologischen Überempfindlichkeit nicht näher kommen, wenn man die Allergie nicht im Zusammenhang mit dem Grundverhältnis des modernen Menschen zu seiner Umwelt – der biologisch-natürlichen wie der zivilisatorisch-sozialen – sieht.

Hartmut Vogel

Unsere Kinder werden bereits im Mutterleib »vergiftet« und auf ein Leben in Allergie vorbereitet. Das leichtfertige Einsetzen von Antibiotika bei banalen Infekten gehört genauso dazu wie das Verabreichen von wehenhemmenden Mitteln bis zu Valium und anderen chemischen Präparaten. Besonders hervorzuheben ist auch hier die chronische Belastung durch das Zahnfüllmaterial Amalgam, das in hohem Maße Quecksilber enthält. Quecksilber, ein toxisches Metall, das ein hochpotentes Allergen darstellt, vergiftet über die Nabelschnur und die Plazenta bereits die ungeborenen Kinder im Mutterleib und beeinträchtigt das Immunsystem in einem so hohen Maße, daß damit Erkrankungen (vor allem Allergien) Tür und Tor geöffnet sind.

Hinzu kommt die Unvernunft vieler schwangeren Frauen, die das Rauchen nicht einstellen wollen, die Alkoholika zu sich nehmen bzw. sich auch noch einseitig und denaturiert ernähren. Es überrascht daher nicht, wenn in Deutschland auf 1 Million Geburten 300 000 Kinder mit mehr oder weniger großen Gesundheitsstörungen geboren werden, wovon die meisten Erkrankungen in den Bereich der Allergien fallen.

Doch damit nicht genug. Haben die Kinder das Licht der

Welt erblickt, werden sie mit einer Umwelt konfrontiert, die mehr Gefahren als Schutz mit sich bringt. Das fängt an mit der mangelhaften Stillfähigkeit der Mütter bzw. mit der Tatsache, daß in der Bundesrepublik keine Mutter mehr schadstofffreie Milch abgeben kann. Die Babys werden anschließend mit überzuckerter, denaturierter Präparatekost gefüttert, wo es doch dringendst notwendig wäre, wichtige Schutzstoffe und Vitalstoffe, wie sie nur in der Muttermilch vorkommen, zu verabreichen. Hier werden schon die ersten entscheidenden Störungen im Immunsystem und in der Zusammensetzung der Darmflora gesetzt.

Gleichzeitig werden zur sogenannten Karies- und Rachitisprophylaxe D-Fluoretten eingesetzt, wohl wissend, daß das Fluorid, ein Bestandteil dieser Tabletten, ein Breitbandenzym- und Zellgift ist, das zu nicht mehr reparierbaren Schädigungen im kindlichen Organismus führen kann. Das kann bis zu Chromosomenschäden gehen, z. B. zu Mongolismus, ja bisweilen sogar zur Krebsentstehung.

Obendrauf wird fleißig geimpft, der kindliche Organismus mit Toxinen überschüttet, eine Maßnahme, zu der ich in einem späteren Kapitel ausführlich Stellung nehmen werde. Wird das alles unbeschadet überstanden, muß sich der neue Erdenbürger mit einer Umwelt auseinandersetzen, die durch eine zunehmende Synthetisierung gekennzeichnet ist.

Betrachtet man die allergieauslösenden Substanzen, dann fällt auf, daß neben den wenigen natürlichen Stoffen (Blütenpollen, Gräser, Bienengift u. ä.) in erster Linie künstliche und chemische Stoffe anzuführen sind. Diese Substanzen können sich gegenseitig potenzieren, so daß es gar nicht so selten vorkommt, daß man Menschen trifft, die auf 50 und mehr Substanzen allergisch reagieren.

21

Kein Wunder, wenn man bedenkt, daß wir zur Zeit über 50000 chemischen Stoffen in der Umwelt ausgesetzt sind.

Es wird für den Menschen zunehmend schwierig, sich an diese fremdgewordene Umwelt anzupassen. Die klinische Ökologie, die sich schwerpunktmäßig mit den Zusammenhängen von Allergie und Umwelt auseinandersetzt, weist auf folgende am häufigsten vorkommende Auslöser für allergische Reaktionen hin:

- gefärbte Bonbons
- Schreibmaschinen-Durchschlagpapier
- Kleidung aus Acryl
- Filzstifte
- Klebstoff
- Taucherbrille aus Plastik
- Chlor in Trinkwasser
- Fischeiweiß
- Shampoos und Färbemittel
- Schwefel- und Aldehydverbindungen in Fixier- und Desinfektionsmitteln
- Pille zur Empfängnisverhütung, Antibiotika
- Farbstoffe in Medikamenten (z. B. Tartrazin)
- Kunststoffmöbel und Lacke (z. B. Isocyanat)
- Quecksilber in Amalgamfüllungen
- Formaldehyd in Preßspanplatten
- Schwefeldioxyd, Kohlenmonoxyd, Stickoxyde, Gase, die in tausenden von Tonnen aus Auspuff, Kraft- und Industriewerken in die Luft geblasen werden.

Das Bundesgesundheitsministerium lehnt einen Zusammenhang zwischen dem Ausstoß von Luftschadstoffen und Allergien rundweg ab. Kein Wunder, wenn man die Hintergründe erfaßt. In der Zeitschrift »NATUR«, Ausgabe 8/85, wurde folgende Anmerkung dazu gemacht:

22

»Das Bruttosozialprodukt und damit der nationale Wohlstand kann Menschen nicht gebrauchen, die allergisch gegen die Segnungen des Fortschrittes sind. Längst haben sich Chemie-Konzerne mit ihrer Pestizidproduktion mit den Nahrungsmittel-Konzernen zusammengetan, weil sich in dieser Kombination die Jahresumsätze beträchtlich erhöhen lassen. Niemand hat dagegen berechnet, welche volkswirtschaftlichen Kosten zu Buche schlagen, wenn nur 5% der Menschen allergisch gegen Chemikalien und Pestizide in der Nahrung sind – in der Bundesrepublik wären das rund 3 Mill. Menschen.«

In der Realität haben wir heute jedoch schon 25 Millionen Allergiker, davon 3 Millionen Neurodermitiker, und die Zahlen werden sich mit Sicherheit in den nächsten 10 Jahren verdoppeln, was Neurodermitiker anbelangt.

Welche Antwort wird dann die Bundesregierung bereithalten, und mit welchen Ausreden werden dann die Konzerne ihre Umsätze auf Kosten der Gesundheit unserer Kinder rechtfertigen? Es kann doch nicht angehen, daß bei Luftmessungen in Neubauwohnungen durchschnittlich 22 verschiedene Schadstoffe gemessen werden; es kann doch nicht angehen, daß nach offiziellen Statistiken die Weltgesundheitsorganisation tausende von Menschen jährlich durch Pflanzenschutzmittel tödlich vergiftet werden, und es kann doch nicht angehen, daß nahezu 3000 verschiedene Zusätze dazu benutzt werden, unsere Nahrung künstlich haltbar, ansehnlich zu machen und geschmacklich zu verbessern...

Das Faß ist voll, nein, es läuft schon über!

Am erschreckendsten sind wohl zwei Untersuchungen von der Universitätshautklinik Köln, die in den Jahren 1970–71 und 1976–79 gemacht wurden. Hier wurde die

Allergenhäufigkeit bei Kontaktallergien statistisch erfaßt. Dabei kam man zu folgendem Ergebnis:

In der Universitätshautklinik Köln verursachten die iatrogenen (iatrogen bedeutet: Schäden bzw. Krankheiten, die durch ärztliche Maßnahmen verursacht werden) Allergene am häufigsten Überempfindlichkeitsreaktionen bei den Substanzen der gemachten Epikutantests. Davon entfielen über die Hälfte, im Kollektiv sogar 75% (!), auf Antibiotika. Insgesamt verursachten die iatrogenen Allergene ca. 50% aller Überempfindlichkeitsreaktionen!

Diese Feststellung bedarf keines weiteren Kommentars.

Als ein weiterer Schlag ins Gesicht der modernen Medizin und der Chemiekonzerne kann ein Artikel im Medizi-

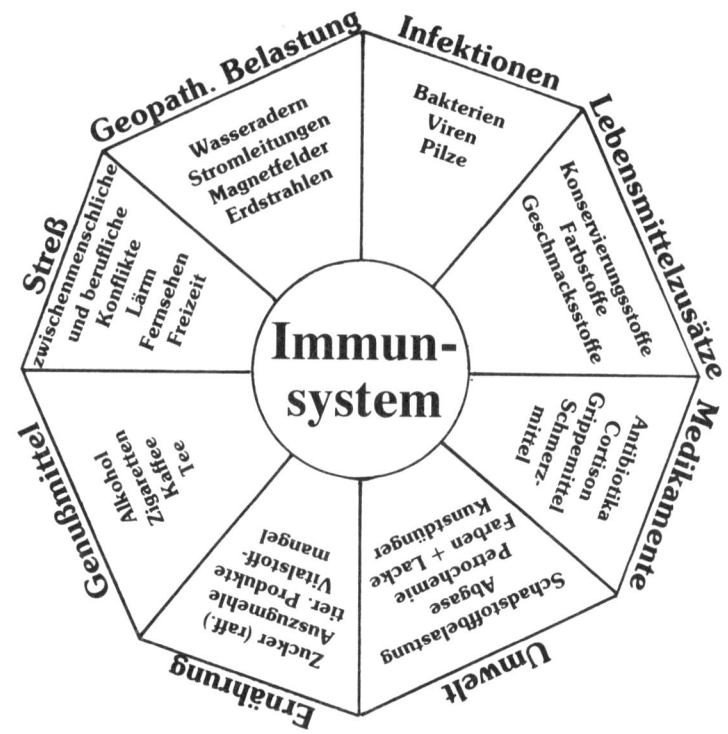

nerblatt »Ärztliche Praxis« aus dem Jahre 1986 angesehen werden. Unter der Überschrift: »Wann kommt das große Sterben?« setzt sich der Beitrag mit den Auswirkungen der Umweltgifte auseinander.

Man kommt dort zu der Auffassung, daß uns die Rechnung spätestens Ende des Jahrhunderts präsentiert wird. Denn Tatsache ist, daß die Umweltgifte langsam, aber sicher wirken. Niemand kann voraussagen, wann bei Lunge, Niere und vor allem der Leber die Toleranzgrenze zur Verarbeitung und Ausscheidung der Gifte erreicht ist. Der Körper verliert zunehmend die Fähigkeit, die Gifte auszuscheiden. Dioxine, Vinylchlorid und hauptsächlich bestimmte Kohlenwasserstoffe, die in diversen Lösungsmitteln vorkommen, sind die stärksten Lebergifte.

Einige dieser Substanzen werden gerade in der Leber zu hochwirksamen Zwischenprodukten umgewandelt und dann erst richtig »giftig«. Nur wenige giftige Substanzen werden ausgeschieden, der Rest wird zum Auslöser für Allergie und Krebs.

Anzumerken sei noch, daß sich die Produktion krebsauslösender Stoffe alle 7 Jahre verdoppelt!

Das Ärzteblatt fragte: »Was tun?« – Offensichtlich hat es auch keine Antwort parat...

Ich meine, solange die Industrie einerseits Milliardengeschäfte mit Umweltgiften, andererseits Milliardengewinne mit Pharmaka gegen die Krankheiten auf diese Umweltgifte macht und Politiker dieses Tun durch hochdotierte Aufsichtsratsposten billigen, wird sich nichts tun. Es ist in der Tat skandalös – und für uns wohl nur ein schwacher Trost, daß diese skrupellose Geschäftemacherei auf Kosten unserer Umwelt Krankheiten erzeugt, die auch vor den Kindern und Enkeln dieser Leute nicht halt machen...

Eine vollwertige Ernährung tut not!

Nahrung ist in den menschlichen Organismus
aufgenommene Umwelt, die mit Hilfe des Stoffwechsels assimiliert wird. Sie liefert die Bausteine und die Energie zu dessen Aufbau, Erneue-
rung und optimaler Leistungsfähigkeit. Fehler in
der Ernährung können nicht ohne Auswirkungen auf das Gleichgewicht des Organismus und
damit langfristig auf die Gesundheit bleiben.
Dr. Schnitzer

Nicht nur die Präparierung der Nahrung und die Lebensmittelzusätze wirken sich bei der Neurodermitis katastrophal aus, sondern in erster Linie eine permanente vitalstoff- und faserstoffarme Ernährung. Da wir
diese Ernährungsweise schon seit mehreren Generationen praktizieren, muß heute auch ein Zusammenhang
zwischen Ernährung und Allergie gesehen werden. Ich
meine hier nicht die bekannten Nahrungsmittelallergien
(z. B. auf Zucker, Milch, Fisch, Sellerie und anderes mehr),
sondern ich meine die Gesamtwirkung auf unseren Organismus, auf Organbereiche wie Leber, Darm, Abwehrsystem, Haut und Schleimhaut. Die denaturierte Ernährungsweise, vor allem der Überkonsum tierischer Produkte, trägt dazu bei, daß die Menschen von Generation
zu Generation degenerieren, also krankheitsanfälliger
und abwehrschwach werden, so daß sie nicht mehr in der
Lage sind, sich mit den vielen negativen Faktoren unserer
Umwelt auseinanderzusetzen. Unserem Körper bleibt
letztendlich nichts anderes übrig, als überempfindlich,
sprich allergisch, zu reagieren. Eine »allergische Reaktion« ist somit noch als etwas Positives zu werten, denn
der Organismus setzt uns ein Signal, zu erkennen näm-

lich, daß irgend etwas nicht in Ordnung ist. Wir könnten es vergleichen mit der Schmerzreaktion.

Erhitzen, Konservieren, Sterilisieren und Präparieren, das sind die heutigen Verfahrensweisen, um die Vitalstoffe in unserer Nahrung zu zerstören. Unsre Eßkultur, die sich in eine Schnellimbißkultur gewandelt hat, trägt dieser Entwicklung Rechnung.

Die Fehlentwicklung des Immunsystems beim Neurodermitiker, die dazu führt, daß krankhafte Antikörper gebildet werden und daß bestimmte Blutkörperchen, die sogenannten T-Lymphozyten, zu schwach sind, hat in erster Linie hier ihre Ursache! Denn wie kann ein Organismus sich gesund entwickeln, wenn zu seiner Synthese wichtige Bausteine nicht in ausreichender Menge zur Verfügung gestellt werden? Die Bedeutung der Vitalstoffe, vor allem der Mineralstoffe und Spurenelemente, wird heute noch weitgehend unterschätzt. Gerade in den letzten Jahren hat man in den USA begonnen, ein stärkeres Augenmerk auf diesen so wichtigen Bereich unseres Organismus zu legen. Die ersten Ergebnisse sind überraschend, bestätigen sie doch viele Vermutungen mancher Erfahrungsheilkundler und Ernährungstherapeuten.

Ich habe inzwischen einige Mineralanalysen und Spurenelementnachweise durchgeführt, und das mit folgendem Ergebnis: Die Testpersonen hatten eine mehr oder minder ausgeprägte Mineralisationsstörung. Am häufigsten zeigten sich Störungen im Calcium- und Magnesiumhaushalt, sowie im Zink-Kupferverhältnis. Daneben sah ich einen erheblichen Mangel an Chrom, Mangan und Zink. Leberstörungen, eine Dysfunktion des Lipid- und Proteinstoffwechsels sowie eine schlechte Vitaminresorption rundeten die Befunde ab. Ich fand bei keinem Patienten einen gesunden Mineralhaushalt. Hinzu kommt bei 37,3% der Personen eine Schwermetallbelastung mit Cadmium, Quecksilber oder Nickel (zusätzlich: Aluminium!). Übrigens: Davon sind mit 45,4% am häufigsten Kinder im 1.–10. Lebensjahr betroffen.

Weitere Untersuchungen, gerade bei allergischen Erkrankungen, werden noch notwendig sein, um klare Aussagen machen zu können. Eines wurde jedenfalls deutlich, die heutige Zivilisationskost ist nicht in der Lage, den Mineralhaushalt in einem gesunden Verhältnis zu halten.

Die WHO, das ist die Weltgesundheitsorganisation Genf, hat vor Jahren auf die chronische Unterversorgung der westlichen Welt an Vitamin B_1 aufmerksam gemacht. Dort wird der erforderliche Mindestbedarf an Vitamin B_1 mit 1,5 mg pro Person/Tag angegeben.

Tatsächlich nehmen wir mit der heutigen vitalstoffarmen Zivilisationskost nur 0,8 mg pro Person/Tag auf.

Da das Vitamin B_1 aber eine zentrale Stellung bei allen Stoffwechselvorgängen einnimmt, bis hin zum optimalen Funktionieren der Zellatmung, kann man sich vorstellen, welche Auswirkungen eine Unterversorgung mit diesem einem Vitamin haben kann.

Einige Beispiele mögen dies verdeutlichen; der Mangel an Vitamin B_1 kann zu folgenden Krankheiten führen:

— Stockung des Abbaus von Brenztraubensäure; dadurch steigt im Blut und Gewebe die Milchsäurekonzentration.
— Anstieg der Brenztraubensäure im Gehirn und Herz. Der Abbau der Brenztraubensäure ist jedoch Voraussetzung für die Bildung der Zitronensäure, worauf der Zitronensäurestoffwechsel gestört wird.
— Bei Mangel von Vitamin B_1 vermag die Leber kein Glykogen zu speichern.

28

- Störungen im Insulinhaushalt (vor allem bei Mangel an Chrom).
- Veränderungen im Phosphathaushalt.
- Störungen des Nukleotidstoffwechsels.
- Störungen des Purinstoffwechsels, dadurch wird Gicht begünstigt.
- Bradycardie = langsamer Puls, Frühsymptom des B_1-Mangels.
- Vitamin B_1 baut Fettsäuren auf; bei Mangel führt das zu Fettresorptionsstörungen.
- Keine ausreichende Bildung von Magensäure mehr; das führt zu Appetitmangel.
- Störung der Peristaltik und des Tonus der Magen-Darm-Muskulatur.
- Störungen des Eiweißstoffwechsels, da Vitamin B_1 Histidin abbaut. Wichtig bei Neurodermitis, da Histidin die Vorstufe von Histamin ist, ein Gewebshormon, das mitverantwortlich für den Juckreiz ist.
- Störungen im hormonellen Bereich.
- Störungen im Bereich der Nebennierenrinde.
- Störungen im Bereich der Schilddrüsenhormone.
- Anhäufung von östrogenen Hormonen, was zur Folge hat: Zwischenblutungen, Hodenatrophie, Hand- und Fußerythem, Spannungen in der Brust, Überfunktion des Hypophysevorderlappens.
- Gehirnerkrankungen, Gefäßveränderungen, Blutungen
- Ödeme, Hypoprotienämie
- vegetative Störungen, z. B. Müdigkeit, Schlappheit, Leistungsschwäche, depressive Verstimmungen, Kopfschmerzen, usw.
- Magengeschwüre
- Polyarthritis

Die Liste dieser Symptome ist dem Buch entnommen: »Krank durch Zucker« von Dr. med. M. O. Bruker, und diese Liste wäre noch fortsetzbar. Ich habe zunächst nur einen Vitalstoff herausgenommen. Doch wir in den Industrieländern leiden an einem generellen Mangel sämtlicher Vitalstoffe, dessen Auswirkung sich in den folgenden Generationen vermutlich noch krasser niederschlagen wird.

Das Gebot der Stunde heißt Umkehr! Umkehr im Sinne einer Neuorientierung unserer Ernährungsweise: Hin zu einer naturbelassenen, vitalstoffreichen, vollwertigen Kost. Die Deutsche Gesellschaft für Ernährung, die die eigentliche Verantwortung für das Eßverhalten der Bundesbürger trägt, hat größtenteils versagt und damit eigentlich ihre Glaubwürdigkeit verloren (siehe Ernährungsbericht 1984/1985). Anders kann man sich die Diskrepanz zwischen wissenschaftlichen Erkenntnissen und Ernährungsempfehlungen in den veröffentlichten Ernährungsberichten nicht erklären. Der Verdacht liegt nahe, daß nämliche die DGE (Deutsche Gesellschaft für Ernährung) in erster Linie die Interessen der Nahrungsmittel-Konzerne vertritt, während die Gesundheit der Bevölkerung offensichtlich hintenansteht...

Prof. Kollath hat nicht umsonst in den vierziger Jahren dieses Jahrhunderts die Forderung aufgestellt:

»Laßt unsere Nahrung so natürlich wie möglich«.

Er konnte in vielen Fütterungsversuchen an Tieren nachweisen, welche katastrophale Auswirkung die sogenannte Zivilisationskost haben kann. Die Bilanz unserer Krankenstatistik mit 20 Millionen Rheumakranken, 5 Millionen Diabetikern, 400 000 Herz- und Kreislauferkrankungen bzw. 150 000 Krebstoten pro Jahr und 3 Millionen Neurodermitikern sollte uns zu denken geben!

In der Bundesrepublik entstehen allein durch ernährungsbedingte Zivilisationskrankheiten jährlich Kosten in Höhe von über 40 Milliarden DM. Ebenso stiegen die Krankenkassenbeiträge in den letzten 10 Jahren auf das Vierfache. Die Schraube dreht sich weiter nach oben. Und wer soll das in Zukunft alles bezahlen?

Wie sollte die Ernährung eines Allergikers, speziell des Neurodermitikers, aussehen?

Natürlich gelten diese Ernährungsempfehlungen auch für andere allergische Erkrankungen, wie Heuschnupfen, Asthma, Urticaria oder Kontaktekzeme. In diesem Zusammenhang möchte ich kurz darauf hinweisen, daß es viele »maskierte Allergien« gibt, Erkrankungen und Beschwerden also, die man eigentlich nicht direkt mit Allergie in Zusammenhang bringt. Hierzu können z. B. gehören:

– Migräne, Depressionen, Nackenschmerzen, Muskelentzündungen, Dauerschnupfen, Gelenkschmerzen, Schweißausbrüche, Herzrhythmusstörungen, Arterienentzündung, Anämie, Durchfall, Darmschleimhautentzündung, Arthritis, Nesselsucht u. v. a. m.

Ebenso ist es wichtig, individuelle Faktoren zu berücksichtigen; z. B. Unverträglichkeitsreaktionen auf bestimmte Lebensmittel, die man nicht mit den allergischen Reaktionen verwechseln darf. Hierzu gehören beim Neurodermitiker u. a. Citrusfrüchte, Paprika, Rosinen, Sellerie, Roggen, gelegentlich auch Weizen und Gerste, Sojaprodukte, Steinobst (insbesondere Pfirsiche und Pflaumen), Obstessig, Sonnenblumenkerne und Nüsse. Ich betone noch einmal, daß die oben genannten Lebensmittel vorübergehende Unverträglichkeitsreaktionen auslösen können, die das Hautbild und den Juckreiz beeinflussen, aber niemals als Hauptallergen anzusehen sind.

Es ist daher sehr wichtig, in der Ernährungstherapie bei Neurodermitis zunächst die individuelle Reaktionsbereitschaft zu berücksichtigen und diese Lebensmittel in der Ernährung zu meiden (der Zeitraum ist von Patient zu Patient unterschiedlich lang). Später können diese Dinge dann in kleinen Mengen beginnend wieder zugeführt werden. Denn die Natur produziert keine Lebensmittel zur Erhaltung einer Art (in dem Fall des Menschen), um ihn darauf allergisch reagieren zu lassen.

Eiweiß – Fett – Kohlenhydrat, diese drei Begriffe stehen als Synonym für eine gesunde Ernährungsform der alten, überholten Ernährungslehre. Mineralstoffe und Vitamine und deren Bedeutung, sowie eine Notwendigkeit für elementare Stoffwechselvorgänge, sind erst in den letzten Jahren erkannt worden. Der Rest eines Lebensmittels wurde als wertloser Ballast angesehen, und so bildete diese Lehrmeinung die Grundlage für die Denaturierung der Lebensmittel in der Nahrungsmittelindustrie. Die lange Haltbarkeit dieser Produkte wurde zudem als wirtschaftlicher Vorteil angesehen, während die ursächliche biologische Wertigkeit völlig in den Hintergrund trat. Krankmachende Nahrungsmittel, wie Brot aus Auszugsmehl, weißer Zucker und daraus hergestellte Produkte, Margarine und geschälter Reis, wurden zu Hauptnahrungsmitteln der Bevölkerung. Irreführend und kompliziert wurde dieser Trend durch die falsche Behauptung, entscheidend sei der Nährwert, gemessen in *Kalorien* bzw. *Joule*. Die quantitative Nahrungsauffassung, begründet in der Kalorienlehre, muß als eines der größten Irrtümer der Ernährungswissenschaft angesehen werden. Die Vollwerternährung fragt nach dem ursächlichen biologischen Wert der Nahrung. Dieser ist abhängig vom Grad der *Lebendigkeit* = Unzerstörtheit = Naturbelassenheit.

Der Mensch kann nur gesund bleiben, wenn er die Lebensmittel als Ganzes ißt, mit den von der Natur geordneten, richtig dosierten Begleit- und Inhaltsstoffen. Dazu gehören nicht nur die Grundnährstoffe Eiweiß – Fett – Kohlenhydrate, sondern auch die lebensnotwendigen Vitalstoffe: Vitamine, Mineralstoffe, Spurenelemente, Enzyme, Aromastoffe, ungesättigte Fettsäuren und Faserstoffe, früher Ballaststoffe genannt.

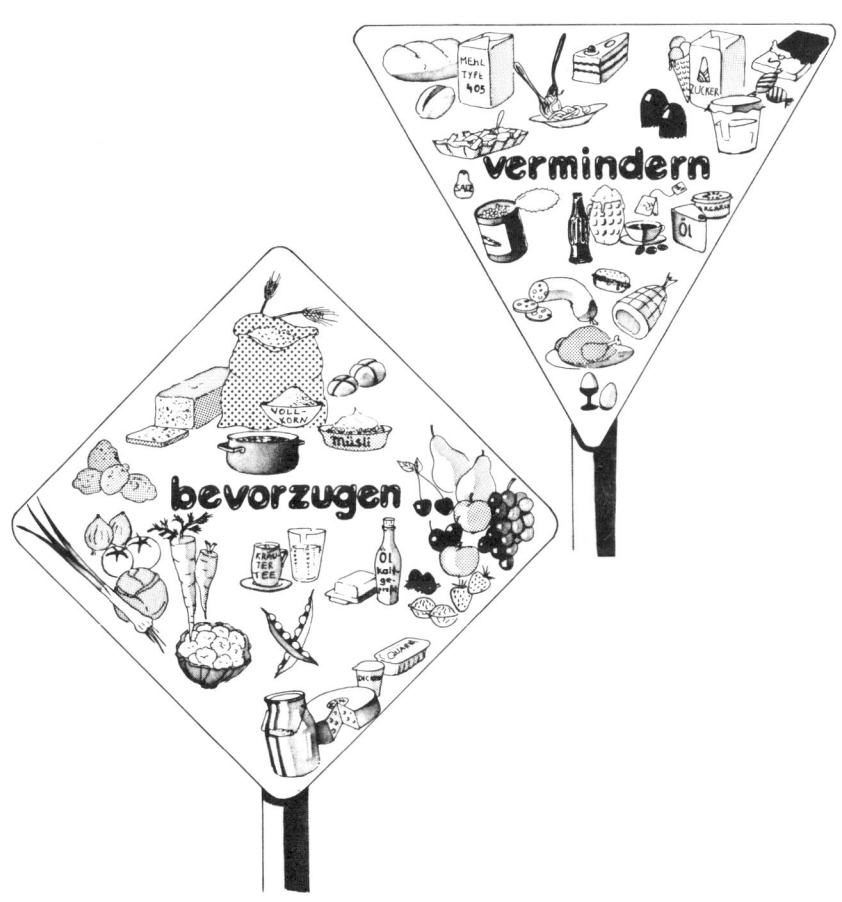

Laßt unsere Nahrung so natürlich wie möglich!

Lebendiges kann nur aus Lebendigem entstehen.
Prof. Werner Kollath

Um das Defizit an Vitalstoffen bei Neurodermitikern auszugleichen, verursacht durch Babynahrung und Zivilisationskost, und um die Leber bzw. den gesamten Stoffwechsel in seiner Funktion zu entlasten, ist es erforderlich, über einen längeren Zeitraum eine vitalstoffreiche, vollwertige Frischkost einzuhalten. Die Zeitdauer dieser strengen vegetarischen Ernährung ist abhängig vom Schweregrad der Erkrankung. In der Regel sind drei bis sechs Monate das Minimum, ein längerer Zeitraum kann niemals schaden! Unter Frischkost verstehe ich: Gemüse, Kräuter, Sprossen, Obst, Getreide, Nüsse, Mandeln, Sonnenblumenkerne und kaltgepreßte Öle.

Das Gemüse wird unterteilt in solches, das in der Erde gewachsen und solches, das über der Erde gewachsen ist. Beide Arten sind bei einer Mahlzeit stets zur Hälfte anzurichten, um die natürliche Verteilung der Inhaltsstoffe zu gewährleisten. Blattgemüse und Wurzelgemüse haben z. B. eine verschiedene Mineralstoffverteilung. Obst und Gemüse werden vielseitig (und der jeweiligen Jahreszeit angepaßt) verwendet. Da sich für uns Europäer im Winter Versorgungsengpässe in der biologischen Frischkost ergeben, ist es ratsam, im Sommer vorzusorgen, indem auf natürliche Konservierungsarten (Tiefgefrieren, Dörren und Milchsäuregärung) zurückgegriffen wird. Apfelsinen, Orangen, Mandarinen und Nüsse müssen ja oft von vielen Neurodermitikern gemieden werden. Die Frischkost wird

34

salzarm bzw. bei nässenden Ekzemen immer salzlos zubereitet. Sollte jemand in der glücklichen Lage sein, frisch geerntete Wildkräuter zu bekommen, sind diese getrockneten Kräutern und Gewürzen vorzuziehen.

Es ist unbedingt darauf zu achten, daß die Frischkost »ungespritzt« bzw. biologisch-organisch oder biologischdynamisch angebaut wurde.

Obst und Gemüse, das in Dosen und Gläsern industriell angeboten wird, ist für den Verzehr völlig ungeeignet, da durch die üblichen Konservierungsverfahren und dem Zusetzen von Zucker, Salz und Konservierungsstoffen Hautreaktionen hervorgerufen werden können.

Das Kochen und Garen bringt einen enormen Verlust an Vitaminen mit sich.

Der Verlust von Vitamin A beträgt z. B. 40%, von Vitamin B_1 80%, von Vitamin C 100% und Vitamin E 55%. Außerdem hat das Kochen andere ernährungsphysiologische Nachteile. Es kommt zum Auslaugen von Mineralstoffen, Verlust an Aromastoffen; die natürliche Konsistenz geht verloren, und es kommt zu einer verminderten positiven Wirksamkeit der Faserstoffe. Auch können Nitrosamine (ein krebserzeugender Stoff) auftreten, und es kommt zum Verlust wichtiger Aminosäuren.

Gerade auf die Wirkung der Faserstoffe sollte noch näher eingegangen werden: Ursprünglich sah man die Rohfaser der Pflanzen als wertlos an, da sie vom menschlichen Organismus nicht abgebaut werden kann. Heute weiß man, daß die Faserstoffe wichtige Funktionen und Aufgaben zu erfüllen haben. So sorgen sie für ein natürliches Sättigungsempfinden, das Sättigungsgefühl hält länger an, ebenso regen die Faserstoffe die Darmperistaltik an und sorgen so für eine regelmäßige Verdauung mit etwa zwei Stuhlentleerungen pro Tag und nicht, wie fälschlicherweise immer angenommen wird, es reiche eine Stuhl-entleerung pro Tag. Außerdem binden und beseitigen die Faserstoffe schädliche, toxische und allergisch wirkende Stoffe im Darm. Zudem tragen sie zu einer Gesundung der Darmflora bei. Frischkost ist also lebendig, und die Lebendigkeit der Moleküle überträgt sich positiv auf den gesamten menschlichen Organismus.

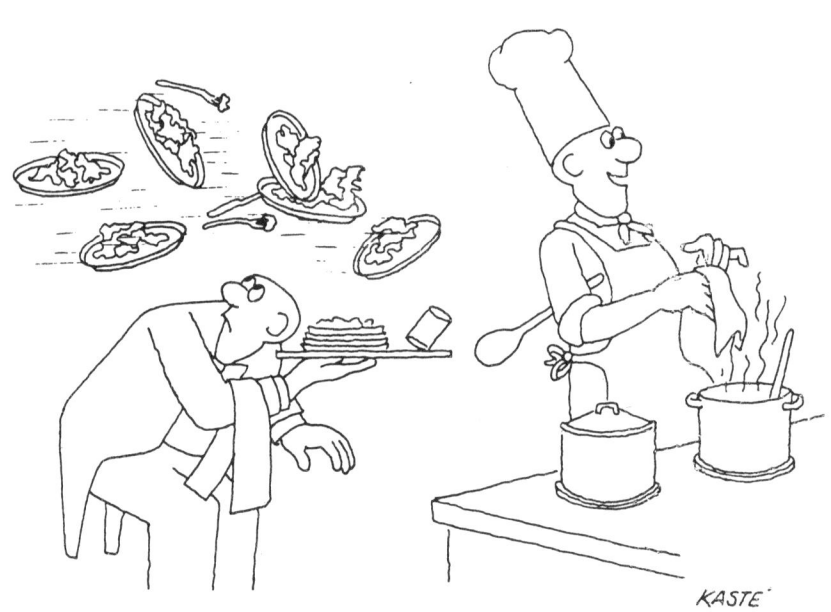

Gespräch in der »eingefleischten Garküche«: »Na, schmeckt's den Gästen?«

Fett ist nicht gleich Fett!

> Die technische Gewinnung und Verarbeitung
> der Fette in der Fabrik zerstören die Lebenskraft
> der Fette.
>
> Dr. M. O. Bruker

Wichtige Grundstoffe zum Aufbau einer jeden Zell-
membran sind ungesättigte Fettsäuren. Außerdem
sind sie für den Stoffwechsel unentbehrliche Vitalstoffe,
da sie aufgrund ihrer Molekülstruktur mit einer oder
mehreren Doppelbindungen Reaktionen mit Eiweißkör-
pern und Vitaminen eingehen und diese für den menschlichen Organismus verwertbar machen. Fettlösliche Vitamine sind vor allem Vitamin A, D, E und K. Einen hohen
Anteil hochungesättigter Fettsäuren finden wir in allen
naturbelassenen Fetten wie Butter, frische unerhitzte
Sahne, kaltgepreßte Öle, Nüsse, Mandeln, Samen, ölhal-
tige Früchte usw. Im Gegensatz dazu stehen Nahrungsmittel mit einem hohen Anteil gesättigter Fettsäuren, die
für den Menschen absolut keinen biologischen Wert besit-
zen. Hierzu gehören alle Fabrikfette wie fast alle Margari-
nesorten, herkömmliche Öle und Kunstbratfette.

Zwar sind diese Produkte lange haltbar, doch die lange
Haltbarkeit wird mit bioloigscher Minderwertigkeit er-
kauft. Der Neurodermitiker muß darauf achten, daß der
tägliche Bedarf an ungesättigten Fettsäuren über naturbe-
lassene Fette gedeckt wird.

Gerade im Zusammenhang mit der Butter muß deutlich klargestellt werden, daß der Verzehr von Butter weder
Herzinfarkt fördert noch andere gesundheitliche Nachteile hat. Denn der Cholesteringehalt der Butter ist nicht

entscheidend für die Entstehung des Herzinfarktes. Hier wird von Seiten der Industrie bewußt die Bevölkerung verunsichert, wie ein nachfolgendes Beispiel verdeutlichen soll.

Vier Wochen später erschien am 16. 2. 1986 in der »Welt am Sonntag« folgender Artikel:

38

In beiden Berichten wird pauschal verallgemeinert und weder herausgestellt, welche Vorteile der Anteil ungesättigter Fettsäuren in Fett hat, noch darauf hingewiesen, welche Nachteile der Anteil gesättigter Fettsäuren in Fett haben kann. In meinen Augen wird hier der Verbraucher verdummt und bewußt fehlinformiert.

Krankhafte Ablagerungen an den Gefäßinnenwänden mit der möglichen Folge des Herzinfarktes sind Symptome einer tiefgreifenden Stoffwechselstörung durch jahrzehntelangen Überkonsum an Auszugsmehl, Industriezucker und tierischem Eiweiß.

Neurodermitiker und andere Allergiker müssen zwar Fett essen, jedoch nur naturbelassenes Fett mit vielen ungesättigten Fettsäuren und Vitaminen, damit der reibungslose Abbau des Fettes zu den Endprodukten Kohlensäure und Wasser gewährleistet ist.

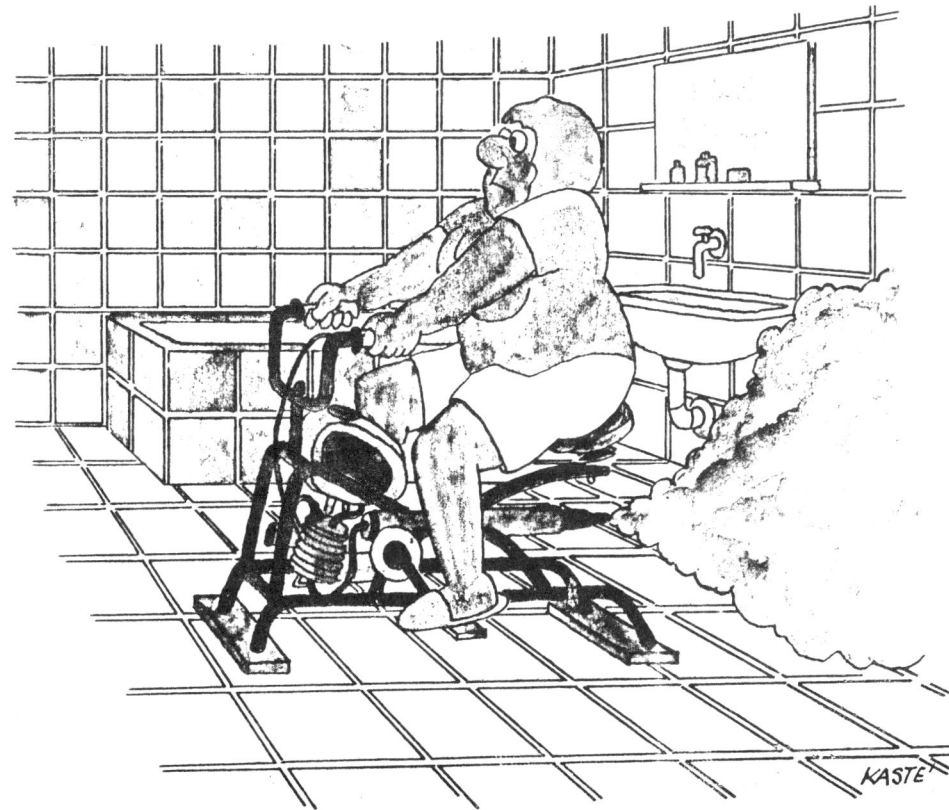

Unser täglich (Frischkorn-)Brot gib uns heute...

Die Schaffung der Mehlkonserve vor 150 Jahren
war die Geburtsstunde der ernährungsbedingten
Zivilisationskrankheiten.
Dr. M. O. Bruker

Ein wesentlicher Faktor in unserer Ernährung ist seit Jahrtausenden das Getreide. Aufstieg und Fall mancher Kultur war abhängig von der Kultivierung von Getreide. Unsere Getreidearten sind überhaupt die wichtigsten Lieferanten von Eiweiß und Vitalstoffen. Roh gegessen, sind 60 g Weizen in der Lage, fast unseren gesamten Nährstoffbedarf zu decken. Doch wie sieht es in Wirklichkeit aus?

95–100% des Getreides nehmen wir üblicherweise in erhitzter und damit denaturierter Form zu uns. Brot, Teigwaren und Gebäck stehen hier an erster Stelle. Doch ist das Erhitzen nicht das alleinige Problem, sondern die Tatsache, daß man zwecks Haltbarmachung und Lagerfähigkeit das Getreide von seiner vitalstoffreichen Schicht befreit und – wie Dr. Bruker treffend definiert – eine Mehlkonserve herstellt. Damit werden die Getreideprodukte neben dem Industriezucker zum Krankheitsfaktor Nr. 1 in der heutigen Zivilisationskost.

Einige Beispiele mögen dies verdeutlichen:

In 1 kg frisch geschrotetem Vollkornmehl sind 44 mg Eisen enthalten, im Auszugsmehl nur noch 7 mg – ein Verlust von 84%! Beim Vitamin B_1 beträgt der Verlust sogar 86%, und beim Provitamin A und Vitamin E fast 100%. Hinzu kommt ein beträchtlicher Verlust durch das

40

Erhitzen. Das morgendliche frische Weißbrötchen ist alles andere als ein gesundes Nahrungsmittel. Daher steht an erster Stelle einer gesunden, vollwertigen Ernährung der Frischkornbrei mit frisch geschrotetem Getreide (entsprechend der Zubereitung im Rezeptteil), an zweiter Stelle dann Vollkornbrot aus frisch gemahlenem Getreide. Mit dem Frischkornbrei ist die Zufuhr aller lebenswichtigen Nähr- und Vitalstoffe sichergestellt.

Natürlich ist darauf zu achten, daß nur Getreide aus biologisch-dynamischem oder biologisch-organischem Anbau verwendet wird, wobei Kunstdünger und giftige Pflanzenschutzmittel tabu sind.

Zur Sicherheit sollten Sie gelegentlich eine Keimprobe machen, denn nur keimfähiges Getreide ist vollwertig.

Der Verzehr von gekeimtem Getreide ist ein wichtiger Bestandteil des Speiseplans. Denn durch enzymatische Aktivierung kommt es zu einer Erhöhung des Vitalstoffgehaltes bis zu 320%.

Nicht zu verwechseln mit echtem Vollkornbrot sind Schwarzbrot und Pumpernickel. Beide Brotsorten werden hauptsächlich aus Auszugsmehl hergestellt. Sie erhalten ihre dunkle Farbe durch Farbzusätze oder durch langes, intensives Backen, oft bis zu 24 Stunden.

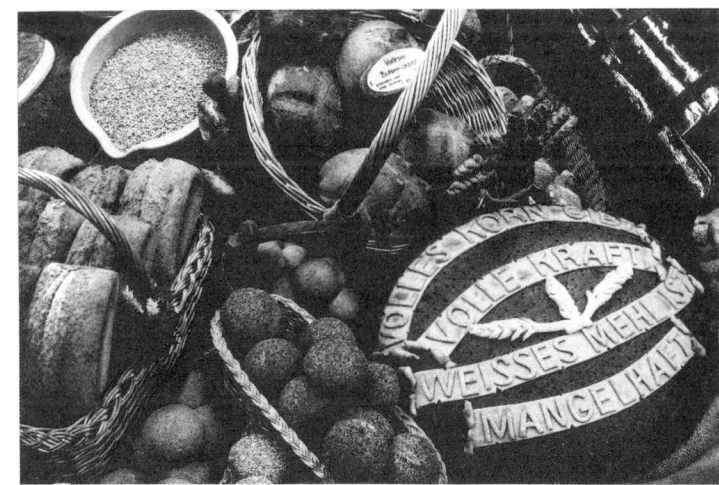

»Echtes« Vollkornbrot gibt Lebenskraft – Auszugsmehl ist mangelhaft!

Fabrikzucker – ein isoliertes, gefährliches Kohlenhydrat

Es gibt wohl keinen Zweifel, daß einige Hautkrankheiten ebenfalls Erscheinungsformen der Saccharidose sind. Der Zusammenhang zwischen vielen Ekzemfällen, besonders bei Kindern mit Zucker-, Süßigkeiten- und Gebäckverzehr, ist weithin bekannt.

T. L. Cleave

Es gibt wohl kein Nahrungsmittel, das bezüglich seiner Schädlichkeit eine so katastrophale Auswirkung auf den menschlichen Organismus hat, wie weißer oder brauner Fabrikzucker. Und obwohl diese Erkenntnis weitverbreitet und anerkannt ist, setzt die Zuckerindustrie jährlich weltweit über 90 Millionen Tonnen um. Allein in der Bundesrepublik Deutschland sind es über 2 Millionen Tonnen. Das bedeutet, der Bundesbürger verzehrt täglich 120 g Fabrikzucker. Sie werden sagen, das stimmt nicht! Doch, doch das stimmt wirklich, denn von diesen 120 g nehmen Sie etwa 80 g in versteckter Form zu sich.

Auch hier möchte ich einige Beispiele nennen:

In 1000 g Nesquick sind *840 g (!!) Fabrikzucker* enthalten, Nutella enthält ca. *60% Fabrikzucker*, und in einem Liter Coca-Cola sind 37 Stück Würfelzucker enthalten. Wußten Sie, daß in vielen Konserven, z. B. in Wurst und Fisch, Zucker enthalten ist – ja, daß sogar Zigaretten mit Zuckerdampf getrocknet werden?

Was jedoch macht den Fabrikzucker so gefährlich?

Zur Vermeidung von Mißverständnissen sind einige ausführlichere Erklärungen notwendig.

Zucker gehört zu den Kohlenhydraten, die aus den

42

Elementen Kohlenstoff, Wasserstoff und Sauerstoff bestehen. In der Natur kommen die Kohlenhydrate in vielerlei Form vor. Einmal als Einfachzucker, z. B. Traubenzucker und Fruchtzucker, zum anderen als Zweifachzucker, z. B. Rohrzucker, drittens als Mehrfachzucker, z. B. Pflanzenstärke und Pflanzenfaser (Zellulose).

Die Energie des Sonnenlichtes ist in Form der Kohlenhydrate gespeichert. So sind nur grüne Pflanzen in der Lage, aus den Bestandteilen Kohlendioxyd und Wasser die Kohlenhydrate zu erzeugen und so die Energie des Sonnenlichts für das Leben des Menschen nutzbar zu machen. Nimmt der Mensch nun mit der Nahrung Kohlenhydrate im Verband natürlicher Lebensmittel auf, werden sie in der Zelle zu den Endprodukten Wasser und Kohlendioxyd abgebaut. Die gespeicherte Energie des Sonnenlichtes aber macht sich die Zelle zunutze, indem sie sie in eigene Lebensenergie umwandelt. Ein Energiedefizit kann somit einer Zelle nur schaden. Fehlfunktionen bis hin zur Entartung sind die Folgen. Damit die Kohlenhydrate ihren komplizierten Stoffwechselabbau überhaupt durchstehen können, spielen wichtige Katalysatoren und hier in erster Linie das Vitamin B_1 eine zentrale Rolle. Treten an einer Stelle Störungen auf, hat das Folgen für das gesamte Stoffwechselgeschehen: Kohlenhydrat-, Eiweiß- und Fettstoffwechsel sind gestört. Daher haben alle Lebensmittel, die Kohlenhydrate enthalten, von der Natur spezielle Begleitstoffe mitbekommen, die helfen, die Kohlenhydrate abzubauen.

Wie aber sieht es beim Fabrikzucker und den daraus hergestellten Produkten aus?

Durch komplizierte und aufwendige Raffinationsverfahren werden aus kohlenhydratreichen Lebensmitteln (wie Zuckerrüben und Zuckerrohr) die Kohlenhydrate

43

isoliert und in Form von weißem oder braunem Haushaltszucker auf den Markt gebracht. Dieser Zucker ist seiner sämtlichen Vitalstoffe beraubt, er enthält also nicht mehr die zu seinem Abbau lebensnotwendigen Begleitstoffe, vor allem kein Vitamin B_1. Die Folgen habe ich bereits ausführlich beschrieben. Doch möchte ich noch hinzufügen, daß Erkrankungen wie Osteoporose, Zahnkaries und sogar Krebs auch auf den täglichen Konsum von Industriezucker zurückgeführt werden müssen. Übersäuerung des Gewebes und eine Verminderung der Zellatmung sind die direkten Folgen. Die gezuckerte Babynahrung trägt dazu bei, daß sich beim Säugling im Darm keine gesunde Darmflora entwickeln kann, eine Darmflora, die wichtige Schlüsselfunktionen im guten Funktionieren eines Abwehrsystems innehat und somit einer Erkrankung wie Neurodermitis Vorschub leistet.

Unter Fabrikzucker verstehen wir übrigens als Sammelbegriff *alle in der Fabrik* hergestellten Zuckerarten:
– weißer und brauner Haushaltszucker
– Traubenzucker – Fruchtzucker
– Malzzucker – Milchzucker.

Als alternative Süßungsmittel zum Fabrikzucker bieten sich Trockenobst, süße Früchte und nicht erhitzter Honig an. Doch sollte jeder von uns als allererstes versuchen, von der übersteigerten süßen Geschmacksrichtung wegzukommen. Wir unterliegen einer regelrechten krankhaften Gier nach Süßem, anerzogen durch unsere Ernährungsgewohnheiten. Welche Formen das annehmen kann, erlebe ich tagtäglich in der Klinik. Dort verweigern Kinder die Frischkost oft mehrere Tage lang, weil sie diese Lebensmittel geschmacklich gar nicht erfassen können – und weil manche Kinder in ihrem Leben noch nie Frischkost, sei es in Form von Obst und Salat (!), vorgesetzt bekamen. Viele Eltern waren ja der Auffassung, mit der herkömmlichen Industrienahrung für Säuglinge und Kleinkinder sei alles an Nährstoffen abgedeckt! So werden die Eltern bewußt in der Werbung falsch informiert und in eine Ernährungsweise hineinmanipuliert, die wissenschaftlich überhaupt nicht zu vertreten ist. So heißt es unter anderem: *»Mars bringt verbrauchte Energie zurück!«* Was »Mars« zurückbringt, sind einige Extraportionen Fabrikzucker und leere Kalorien. Oder, bei den ominösen »Milchschnitten« heißt es in der gefährlichen, weil verlogenen Werbung: »So bekommt Ihr Kind noch eine Extraportion Milch!« – In Wirklichkeit bekommt das Kind vitalstofflosen Zucker und unnötige Kalorien.

Mit Recht wird Fabrikzucker als der Krankheitsfaktor Nr. 1 in der zivilisatorischen Ernährungsweise bezeichnet. Keine Maßnahme im Konsum von Nahrungsmitteln hat unsere Eßkultur so negativ revolutioniert wie die Massenproduktion von Zucker aus Rohr oder Rübe.

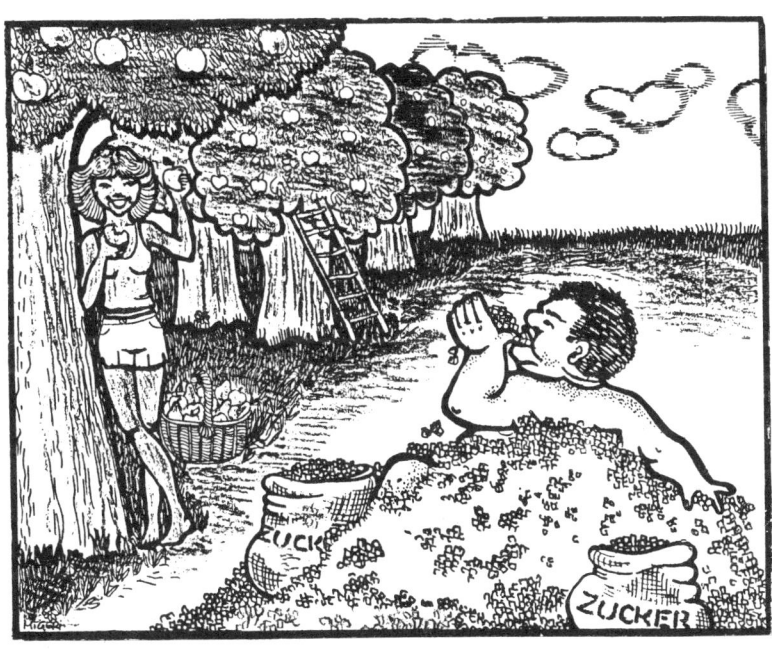

Natives Eiweiß aus der Pflanze – wie die Natur es uns schenkt…

> Eine merkwürdige, noch nicht genug erklärte
> Tatsache hat sich bei alledem gezeigt, nämlich
> daß nur Eiweißüberschüsse tierischen Ur-
> sprungs gesundheitsschädigend wirken, wäh-
> rend pflanzliches Eiweiß keinen Schaden stiftet.
> Dr. Ralph Bircher

Der Überkonsum tierischer Produkte, wie Fleisch, Fisch, Ei, Milch und deren Produkte, trägt zweifels-ohne zu vielen Zivilisationskrankheiten bei, wohl in erster Linie zu den allergischen Erkankungen. Allein in der Bundesrepublik wird achtmal mehr Fleisch gegessen als vor hundert Jahren. Mit dem Spruch »*Fleisch ist ein Stück Lebenskraft*« wird diese Entwicklung zusätzlich angeheizt. Die Hintergründe für diesen Eiweißboom mit tierischen Produkten liegen auch hier in einer falschen Ernährungslehre, die behauptet, daß nur über tierische Produkte der Bedarf an essentiellen Aminosäuren gedeckt werden kann. Aminosäuren sind Grundbausteine der Proteine (= Eiweißkörper), die als lebensnotwendige Bausteine aller pflanzlichen und tierischen Zellen gelten. 20 Aminosäuren sind von großer Wichtigkeit für den menschlichen Organismus. Von diesen 20 Aminosäuren müssen 8 über die tägliche Nahrung abgedeckt werden. Und hier haben viele wissenschaftliche Untersuchungen eindeutig dargelegt, daß diese 8 Aminosäuren auch über pflanzliches Eiweiß in ausreichender Menge zugeführt werden können. Das bedeutet: Tierisches Eiweiß ist zur vollwertigen Ernährung des Menschen absolut nicht notwendig! Außerdem wurde inzwischen mehrfach bewie-

46

sen, daß der Mensch kein »Allesfresser« ist, wie heute immer noch vielfach behauptet wird. Wir Menschen sind vielmehr Früchte- und Pflanzenesser. Gewiß, wir haben es verstanden, uns an einen geringen Anteil tierischer Nahrung zu adaptieren. Da aber aus dem geringen Anteil ein unverständlich hoher Überkonsum geworden ist, liegt es nahe, Erkrankungen, wie Rheuma, Allergien, Herzinfarkt und Arterienverkalkung in direkten Zusammenhang zu bringen.

Ein wesentlicher Umstand bei diesen Krankheiten ist mit Sicherheit darin zu sehen, daß bei Allergien die Adaption an tierisches Eiweiß nicht mehr funktioniert, daß tierisches Eiweiß als *»artfremdes Eiweiß«* angesehen wird und der Organismus des Menschen *»fremdartig«*, eben *»anders«* oder *»allergisch«* reagiert. Doch neben der allergischen Reaktion auf diese Stoffe muß ein weiterer Umstand beachtet werden, der in sehr engem Zusammenhang mit der mangelnden Aufnahme von Vitamin B_1 durch die Ernährung zu sehen ist. Durch Vitamin B_1 nämlich wird nicht nur der Zuckerstoffwechsel, sondern auch der Eiweißstoffwechsel maßgeblich beeinflußt. So hängt der Umsatz verschiedener Aminosäuren davon ab, daß genügend Benztraubensäure und Alpha-Ketoklutarsäure zwischengeschaltet sind. Bei einer ungenügenden Zufuhr von Vitamin B_1, was durch die heutige Zivilisationskost nachweislich gegeben ist, wird die Umaminierung von Asparagin- und Glutaminsäure gestört. Ebenso ist der Abbau des Histidins (Histidin = eine wichtige Vorstufe des Histamins) gestört. Die Folgen sind starker Juckreiz durch einen Überschuß an Histamin, der sich gerade nachts am schlimmsten bemerkbar macht, wenn die energetische Hauptzeit der Leber einsetzt und von ihr nicht genügend Histaminase zur Neutralisierung des Histamins gebildet werden kann. Denn letztendlich sind Allergien nichts anderes als Reaktionen auf artfremdes Eiweiß, während sogenannte Reaktionen auf Schadstoffe eher als Vergiftungserscheinungen angesehen werden müssen.

Das Verteufelte an den allergischen Reaktionen ist, daß sie sich in den wenigsten Fällen als klassische Eiweißallergien zeigen, so z.B. nach Fischgenuß oder Hühnereiweiß. Häufig klagen die Patienten darüber, daß sie Nüsse nicht vertragen, oder Tomaten oder andere pflanzliche Lebensmittel. Daraufhin lassen sie diese Lebensmittel in der Ernährung weg und glauben somit, ihre Allergie im Griff zu haben. Ein folgenschwerer Irrtum! Denn die Reaktionen auf Lebensmittel sind sogenannte Folgeallergien. Nicht die Tomate oder die Nuß ist das Hauptallergen, sonden das tierische Eiweiß in der Ernährung. Das geht sogar soweit, daß stillende Mütter ihre Säuglinge über die Muttermilch sensibilisieren, wenn sie tierische Produkte essen.

So ergab eine Studie von Stuart C. A. und Mitarbeitern, veröffentlicht in der Zeitschrift Clinic Allergy (Band 14, 1984, Seite 533):

Bekannt ist, daß Eiweißstoffe der Kuhmilch die Kinder bezüglich Entstehen einer Allergie gefährden können. Besonders die Bestandteile Beta-Laktoglobulin und Kasein rufen Allergien bei Kindern hervor. Bei dem Entstehen des Milchschorfes und der im späteren Klein- und Kindesalter zu beobachtenden Neurodermitis scheinen diese Eiweißstoffe ursächlich mitverantwortlich zu sein. Beta-Laktoglobulin konnte in der Muttermilch von fünf Müttern bei insgesamt 28 Müttern nachgewiesen werden. Bei 13 von 28 Müttern war darüber hinaus das von der Kuhmilch stammende Kasein in der Muttermilch nachweisbar.

Aus diesen Untersuchungen kann vorläufig geschlossen werden, daß Mütter während der Stillzeit Milchprodukte in ihrer Nahrung vermeiden sollen, wenn eine berechtigte Sorge für das Entstehen einer Allergie beim Kind besteht.

Dies erklärt auch, warum die Neurodermitis nach dem Abstillen bei den Kindern zum Ausbruch kommt. Die Mutter stellt dann nämlich um auf Fertignahrung, die einen hohen Anteil Milchpulver und zumeist zusätzlich noch Eiweißkonzentrate enthält. Denn im Sinne einer falschen Ernährungslehre ernähren wir uns ja nur gesund, wenn wir mindestens 50–100 g Eiweiß täglich zu uns nehmen...

Immer mehr stelle ich auch fest, daß viele Mütter stillen wollen, hingegen nicht können. Abgesehen von vereinzelt seelischen Aspekten, sehe ich hier einen Beweis für die zunehmende Degeneration des Menschen auf Grund einer fatalen Ernährungsweise seit Generationen. Mütter, die aus kosmetischen Gründen abstillen, weil »der Busen als erotisches Objekt« Vorrang hat vor der Brust als Organ zur Ernährung des Kindes, handeln verantwortungslos und rücksichtslos gegenüber dem Kind und beginnen schon von der ersten Stunde an, nach der Geburt die Gesundheit ihres eigenen Kindes zu ruinieren.

Der Arzt und Gynäkologe Michel Odent schreibt in seinem Buch »*Die sanfte Geburt*« sehr eindrucksvoll zum Thema Muttermilch:

– Die Muttermilch enthält 11 g Eiweißstoffe pro Liter, mit einem Nutzungskoeffizienten von 90%, Kuhmilch dagegen 33 g, die zu 75% nutzbar gemacht werden. Kasein bildet in der Muttermilch noch nicht ein Drittel der Eiweißstoffe. Die Muttermilch gerinnt feinflockig und wird vom Magensaft mit weniger saurem ph-Wert zersetzt. Selbst bei vierfacher Verdünnung enthält die industriell verarbeitete Milch immer noch doppelt soviel Eiweiß wie notwendig. Das ist eine Vergeudung, die aufgrund der dynamisch-spezifischen Wirkung eine zusätzliche Verausgabung von Energie sowie eine Belastung von Leber und Nieren nach sich zieht.

(Eine Belastung, die den Neurodermitiker mit seiner Leberzellschwäche teuer zu stehen kommt! Anmerkung des Verfassers).

– Neutralfette sind in beiden Arten von Muttermilch in gleicher Menge vorhanden, doch ist die Muttermilch sehr viel reicher an ungesättigten Fettsäuren, die in der Zeit des Wachstums unverzichtbar sind.

– Glukoside (Zuckerstoffe) enthält die Muttermilch 70 g/Liter, davon 8 g stickstoffhaltige Oligosaccharide (Zucker-Eiweißverbindungen), welche die Entwicklung der für den Säugling so wichtigen, sich vom Milchzucker ernährenden Darmflora von Bakterien fördern, doch Kuhmilch hat nur 50 g, ausschließlich in Form von Laktose. Gegenwärtig gleicht man diesen Mangel der Kuhmilch durch Zusatz eines Polysaccharids aus.

– Am ausgeprägtesten aber sind die Unterschiede hinsichtlich der hydroelektrolytischen Zusammensetzung und des osmotischen Drucks, denn Kuhmilch enthält das *vierfache* an Mineralsalzen. Unter manchen Bedingungen wird nach oben hin die Grenze zur Salzkonzentration des Urins erreicht. Zugunsten der Muttermilch ist außerdem noch zu sagen, daß sie einen höheren Gehalt an assimilierbarem Eisen und ein besseres Gleichgewicht zwischen Calcium und Phosphor aufweist. –

Natürlich muß in diesem Zusammenhang darauf hingewiesen werden, daß die Muttermilch mit ihren vielen Immunstoffen dem Kind einen wichtigen Schutz vor Infektionen und Allergien bietet. Daher meine Bitte an Eltern, bei denen familiär eine gewisse Disposition zu allergischen Erkrankungen gegeben ist: Wenn Sie Nachwuchs planen, überdenken Sie ihre Eßgewohnheiten hinsichtlich Vollwertigkeit und auf Konsum tierischer Produkte. Fangen Sie schon mit Beginn der Schwangerschaft an, tierisches Eiweiß aus der Ernährung zu streichen; stillen Sie später Ihr Kind, so lange Sie können. Sollte aus ganz bestimmten Gründen das Stillen nicht vollzogen werden können, entnehmen Sie bitte dem Rezeptteil meine Ernährungsvorschläge für Ihr Kleinkind.

Da die Muttermilch als Maßstab ca. 2% Eiweiß anbietet und der Eiweißgehalt von Pflanzen im Durchschnitt bei 3,5% liegt, ist die Deckung des Eiweißbedarfs mit pflanzlicher Nahrung absolut gesichert!

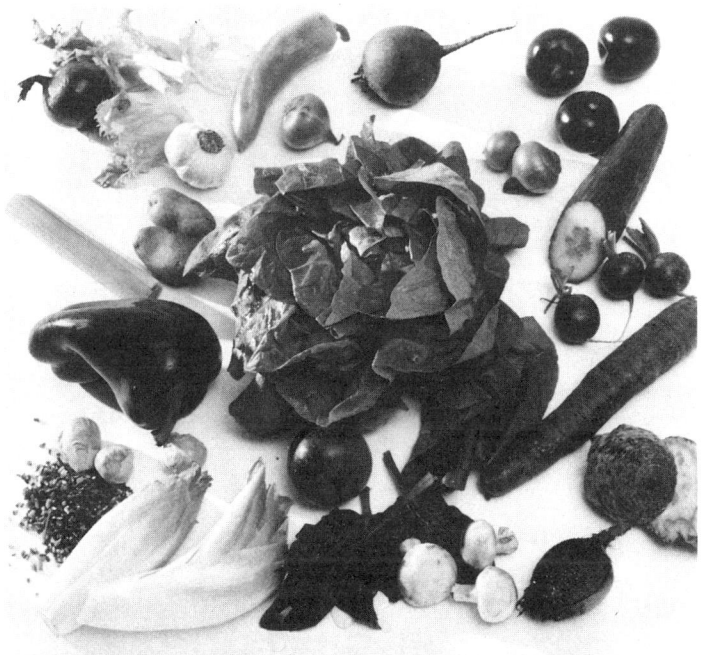

Natives Eiweiß (das ist unerhitztes Protein) ist hochwertig und kann dem Organismus aus vielen Pflanzen zugeführt werden: Frischkost ist Trumpf!

Der »Weisheit« erster Schluß: Nimm Cortison, und du fühlst dich wohl...

Grundlage der Behandlung des Kindes mit atopischem Ekzem ist die konsequent durchgeführte Lokalbehandlung.
Prof. Dr. med. Eckardt Haneke

Mit dieser oben angeführten Einstellung wird die ganze Einfallslosigkeit und Ohnmächtigkeit einer Medizin aufgezeigt, die durch ihre sogenannte Wissenschaftlichkeit einen Absolutheitsanspruch behauptet. Das geht sogar so weit, daß in der Zeitschrift »Ärztliche Praxis« vom 12. Mai 1984 ein Artikel veröffentlicht wurde mit der Überschrift:

NEURODERMITIS:
FETTSALBEN SIND DAS WICHTIGSTE!

Da heißt es unter anderem:

»Die Haut der Neurodermitiker ist in erster Linie trocken und empfindlich. Oberstes Gesetz der Therapie ist der Einsatz von Fett: Salbe, Ölbäder und rückfettenden Seifen. Waschen und Baden sollen auf ein Minimum beschränkt bleiben. Allein durch eine sorgfältige Hautpflege bessern sich oft die Hautveränderungen und der Juckreiz.«

Doch was erlebe ich Tag für Tag in der Praxis? Die Patienten haben jahrelang die Haut eingeschmiert, gefettet und gecremt. Und was hat sich wirklich an ihrem Hautbild und ihrem Juckreiz gebessert? Gar nichts! Im Gegenteil, durch das Salben mit fetthaltigen Substanzen wurde die Haut nur noch trockener, die Talgdrüsenproduktion im-

52

mer mehr eingeschränkt. Und wenn der Neurodermitiker die Nase voll hatte von all den Salben und Fetten, wenn er damit aufhören wollte, konnte er es nicht, weil das Spannungsgefühl der Haut so unerträglich wurde, daß er sehnsüchtig wieder zu seinem Salbentopf zurückkehrte. Unterstützt wird diese Verhaltensweise durch den Arzt, der ja froh ist, daß sein Patient salbt, denn was sonst sollte er ihm anraten zu tun?! Am schlimmsten an dieser Maßnahme ist, daß der Betroffene oft gar nicht weiß, was er schmiert. Das geht über Fettsalben bis hin zu hochkonzentrierten Cortisonsalben. Teerstoffe und Salycilsäure vervollständigen die Liste der Inhaltsstoffe. Besonders hervorzuheben sind die Salben, die Cortison enthalten. Cortison, ein körpereigenes Hormon, das in der Nebennierenrinde gebildet wird, ist in der Lage, allergische Abläufe in unserem Organismus zu unterbinden, indem es bestimmte Abläufe in unserem Immunsystem unterdrückt. Dieses Unterdrücken wird in der Medizin Immunsuppression genannt. Eine solche immunsuppressive Maßnahme ist auch das Verhindern von Abstoßungsreaktionen von fremden Organen. Trägt der Neurodermitiker cortisonhaltige Salben auf sein Ekzem auf, kommt es kurzfristig durch diese Immunsuppression zu einer Linderung des äußeren Hautbildes. Damit ist leider das Wesentliche der Neurodermitis nicht erfaßt, denn es bleibt eine rein symptomatische Maßnahme. Wird aber über längere Zeit Cortison lokal verabreicht, hat das unter Umständen schwerwiegende Folgen für den Patienten. Denn das örtlich aufgetragene Cortison wirkt nicht nur örtlich, sondern es dringt über die Haut in den Körper ein und wirkt auf den ganzen Organismus. Als Nebenwirkungen zeigen sich dann äußerlich folgende Erscheinungen:

– die Haut wird dünn, faltig und pergamentartig
– die Haut wird bläulich-rötlich verfärbt
– es kann sich ein Hautkrebs ausbilden.

Die innerlichen Nebenwirkungen sind noch weitaus gravierender:
– Vollmondgesicht
– Stammfettsucht
– Muskelschwäche
– Hoher Blutdruck
– Knochenentkalkung
– Diabetes mellitus (Zuckerkrankheit)
– Störungen der Sexualfunktion
– Hautblutungen
– Akne (sogenannte Steroidakne)
– Wasseransammlung im Gewebe
– Vermehrte Kaliumausscheidung
– Inaktivität bzw. Zusammenschrumpfen der Nebennierenrinde (wie Untersuchungsergebnisse in der Schwarzwald-Klinik zeigen, trifft das auf fast 80% der Neurodermitiker zu, die über längere Zeit mit cortisonhaltigen Präparaten behandelt wurden)
– Gefäßentzündungen
– Magenbeschwerden
– Erhöhung des Infektionsrisikos
– Behinderung der Immunvorgänge
– Verzögerte Wundheilung
– Wachstumsverzögerung bei Kindern
– Psychische Störungen
– Entzündungen der Bauchspeicheldrüse
und anderes mehr.

Es ist unfaßbar mitzuerleben, daß manche Neurodermitiker 10 Jahre und mehr mit cortisonhaltigen Präparaten

behandelt wurden. Oft bekommen die Patienten zu hö-
ren: »Bei der Salbe handelt es sich doch nur um ein
harmloses, schwaches Cortison!«

So leid es mir tut, teure, werte Ärzte, für mich gibt es
kein harmloses Cortison. Cortison ist und bleibt in meinen Augen ein Medikament für den Notfall, wo es lebensrettend sein kann. Immer wieder höre ich den Vorwurf:
»Was machen Sie in einem akuten Asthma-Anfall?« –
Natürlich: In dieser *Ausnahme*situation gibt es keine
andere Wahl. Doch wogegen ich mich vehement wehre,
ist der *Langzeit*einsatz von Cortison; vor allem konnte ich
den Beweis antreten, daß ein Neurodermitiker ohne Cortison erscheinungsfrei und symptomfrei behandelt werden kann.

Immer wieder bekomme ich Briefe von Eltern, die sich
gegen den Einsatz von Cortison bei ihren Kindern wehren.
Oftmals werden sie dann von ihrem behandelnden Arzt
verlacht. Das folgende Beispiel ist eines von vielen, das
verdeutlichen soll, wie verzweifelt die Betroffenen
manchmal sind.

Zunächst ein Brief einer 20jährigen Patientin nach der
erfolgreichen Therapie:

10. Juni 1986

Sehr geehrter Herr Spiller!

Seit meinem Aufenthalt in der Schwarzwald-Klinik, vom 15. 1. 86–12.
2. 86, hat sich der Zustand meiner Haut Schlag auf Schlag gebessert.
Außer leichten Rötungen um den Mund und am Hals ist nichts mehr
von der Neurodermitis zu sehen. Die »Schübe« und »Juckreize« mit
den sich daraus ergebenden Kratzattacken haben drastisch nachgelas-
sen. Ich kann abends auch wieder ruhig schlafen, ohne daß ich am
nächsten Morgen wieder völlig zerkratzt aufwache. Vor allen Dingen:

Durch das große Wissen, das mir während des Klinikaufenthaltes durch Ihre Vorträge vermittelt wurde, bin ich absolut frei (!!) von Medikamenten, die Cortison bzw. Histamine enthalten.

Freundliche Grüße, Kerstin K., F.

Vorausgegangen war ein Brief des Vaters vom 11. Dezember 1985:

Betr.: Meine Tochter Kerstin

Etwa seit dem 2. Lebensjahr trat bei meiner Tochter Kerstin die bekannte Hauterscheinung auf. Ein Arzt diagnostizierte »Krätze«. In Bad S. wurde allerdings eine Allergie/Ekzem erkannt, und dementsprechend wurde behandelt.

In den ersten Jahren wurden zwei Hautärzte und die Universitätsklinik in F. konsultiert. Eine vorübergehende Besserung wurde zwar erzielt, allerdings unter Verabreichung von Cortison.

Der Umzug nach F. im Jahr 1973 brachte ein verbessertes Hautbild, jedoch nach dem 13./14. Lebensjahr traten bei Kerstin häufige und verstärkte Allergieschübe auf. Die Behandlung zuerst durch Frau Dr. S. in Bad H. und später durch Prof. Dr. L. hatten keinen nachhaltigen Erfolg. Bei beiden Behandlungen wurde wiederum Cortison in Form von Salben und Tabletten verschrieben.

Als Kerstin im Sommer 1984 bei der Firma S. in die Lehre ging (Industriekaufmann), war eine Fortsetzung der Behandlung in D. (mit den bisher relativ besten Ergebnissen) nicht mehr realisierbar. Die Behandlung übernahm fortan Herr Dr. R., Hautarzt, Bad H. Wieder wurde Cortison verabreicht.

Besonders in den letzten Monaten hat sich das Persönlichkeitsbild meiner Tochter Kerstin stark verändert. Aus einem erstaunlich lebensfrohen Mädchen (trotz der psychischen Belastungen) wurde ein zu depressiven und teilweise aggressiven Phasen neigender junger Mensch. Das desolate Hautbild ließ Kerstin immer mehr zu Tabletten greifen.

Als im September 1985 in B. seitens Firma S. ein Ausbildungsseminar stattfand, kam Kerstin im Gesicht und am Körper entstellt zurück. Wirre Gedanken, unkontrollierbare Augenkoordination, fast schon Tablettensucht (in der Hoffnung, die Haut zu beruhigen), Gewichtszunahme durch verstärktes Hungergefühl und anderes mehr, machten

56

Fortsetzung Seite 89

Rezepte

Vitalstoffreiche Vollwertkost
mit tierisch-eiweißfreiem Trend

Es sollte nachhaltig darauf hingewiesen werden, daß diese aufgeführten Rezepte nicht den Anspruch einer individuellen Ernährungstherapie bei allergischen Erkrankungen darstellen. Wir können hier nur Empfehlungen geben. Somit sind die Rezepte ein roter Leitfaden, wonach jeder die Möglichkeit hat, nach einer entsprechenden Behandlung die richtige Ernährungsweise einzuhalten.

Mir fällt immer wieder auf (verschiedentlich in Kochbüchern, die sich mit dem Problem der tierisch-eiweißfreien Ernährung bei Allergikern befassen), daß festgehalten wird, es sei völlig ausreichend, allein nur tierische Produkte aus der täglichen Nahrung wegzulassen, und somit sei die Krankheit überwunden. Das sind Empfehlungen, die für Neurodermitiker mit Sicherheit nicht zutreffen. Jedenfalls möchte ich deutlich darauf hinweisen, daß das Heilfasten und die Frischkost die wichtigsten und ersten Maßnahmen zur Behandlung allergischer Erkrankungen darstellen. Somit steht die Frischkost über jeder anderen Kostform. Der Erfolg bei allergischen Erkrankungen stellt sich nur dann ein, wenn entsprechend lange Frischkost gegessen wird, möglichst für immer. Auch halte ich es für unangebracht, daß Betroffene anhand der hier aufgeführten Rezepte selbständig eine Neurodermitis behandeln wollen.

Frischkost: Die Frischkost ist der wichtigste Bestandteil der Ernährung und die gesündeste Kostart, die wir kennen.

In dieser Form nehmen wir auch die meisten Vitamine, Vitalstoffe und andere lebenswichtige Stoffe zu uns.

Dabei ist die Vielfalt, Behandlung und Weiterverarbeitung von Gemüse, Salaten, Obst, Nüssen und Getreide ein wichtiger Punkt.

Zur Vielfalt: Es sollten alle Obst-, Gemüse- und Getreidesorten verwendet werden, die wir kennen, kaufen oder selber anbauen. Bitte nicht nach dem Motto: »Was am besten schmeckt, wird genommen und gegessen!«

Ebenso sollte man saisonorientiert sein und darauf achten, daß das Verhältnis beim Gemüse, das über und unter der Erde wächst, bei der Zusammenstellung der Frischkost immer ausgeglichen ist (grüne Bohnen und Kartoffeln dürfen nicht roh verzehrt werden).

Behandlung: Alle Produkte sollten nicht mit Kunstdünger und/oder chemischen Spritzmitteln behandelt sein. Die Zeit zwischen Ernte und Verzehr hält man so kurz wie möglich. Vor allem sollte man nur frisch aussehende Lebensmittel kaufen, die vom Hersteller nach biologischen Richtlinien erzeugt werden, da die Lagerung die Qualität der wasser-, säure-, licht- und luftempfindlichen Vitamine mindert.

Weiterverarbeitung: Als Leitsatz gilt hier: »Man sollte alles so natürlich wie möglich belassen«, d. h. Obst und Gemüse verwendet man mit der Schale. Es gibt nur wenige Sorten, die geschält werden müssen, wie Spargel, Zwiebeln, Avocado, Orangen und Bananen. Um ungenießbare Teile zu entfernen, wird unter fließendem Wasser mit einer Bürste oder einem Messer Obst und Gemüse gesäubert. Frischkost sollte man nie zum Waschen für längere Zeit ins Wasser legen, da die Vitamine B und C wasserlöslich sind. Je nach Zubereitung also schneiden bzw. raffeln, dann kurz vor dem Verzehr anmachen bzw. die vorher erstellte Salatsoße darübergeben.

Haltbarmachung: An erster Stelle steht das Einfrieren, wobei zuerst gesäubert und dann roh eingefroren wird. Dann die Wiederverwendung – wenn möglich – im gefrorenen Zustand.

Wertvoll ist das Einlegen von Gemüse auf natürlicher Milchsäurebasis, was bei der Frischkost nicht fehlen sollte.

Ebenso gehören die aus Getreide, Samen und anderen Körnern hergestellten Keimlinge dazu (so z. B. Soja-, Linsen-, Weizen- und Kürbiskernkeimlinge). Am besten gelingt das im Keimapparat, der einfach in der Handhabung ist und im Handel preisgünstig angeboten wird.

Die Zusammenstellung eines Frischkosttellers möchte ich Ihnen selbst überlassen, da Sie selbst wissen, welche Frischkostwaren man bekommt (vom Markt, Laden oder Garten). Die Frischkost sollte nicht als Beilage, sondern als Anfang jeder Mahlzeit oder als Hauptgang gegessen werden, denn ist der Magen erst einmal mit einer faserstoffreichen Rohkost angefüllt, wird von dem nachfolgenden Menü automatisch weniger gegessen.

Wichtig ist auch das Verhältnis von Salat und Salatsoße, damit der Frischkostsalat gelingt. Der Salat sollte nicht in der Soße schwimmen, und die Salatsoße darf nicht zu sehr hervorschmecken. Der arttypische Charakter der Frischkost sollte beibehalten bzw. herausgestellt werden, ebenso die Buntheit (»Auge ißt mit«) und die schöne Anrichtweise.

Eine gelungene Art der Anrichtung wäre, Sie erstellen ein Salatbüffet (dabei ist der Arbeitsaufwand nicht höher!), bei dem sich jeder nach Belieben seine eigene Frischkost zusammenstellen kann.

(1) Frischkornbrei (Müsli)

Der Frischkornbrei wird stets nur aus natürlichen, unbehandelten Getreidekörnern zubereitet. Somit werden industrielle Fertigmüslis in jeglicher Form abgelehnt, zumal sie meist hitzegeschädigt sind.

Sie sollten nun folgende Punkte beachten:

Der Frischkornbrei wird täglich gegessen (ca. 3 EL Rohgetreide decken den Tagesbedarf). Getreidesorten wie Weizen, Dinkel, Grünkern, Roggern, Gerste, Hafer, Hirse, Triciale, Reis und Mais, ferner als Spezialist auch der Buchweizen (der zu den Knöterichgewächsen gehört) werden dafür verwendet. Man muß darauf achten, daß alle Sorten in geregelten Abständen verwendet werden. Dazu gibt es verschiedene Möglichkeiten, wobei es auf Ihren Geschmack und auf Ihre persönliche Einstellung ankommt.

Sie nehmen immer die Hälfte Weizen und wechseln die übrigen 10 Sorten täglich im 10-Tage-Rhythmus. Die zweite Art wäre, daß Sie am 1. Tag Weizen und Dinkel nehmen, am 2. Tag dann Grünkern und Roggen usw. (6-Tage-Rhythmus).

Die erste Art wäre, über den Zeitraum gesehen, die Schmackhafteste, weil einige Sorten sehr arteigen schmecken (z. B. Mais und Buchweizen).

Bei der Weiterverarbeitung gibt es ebenso drei Möglichkeiten:

1. Art: Gemischtes Getreide schroten und am Vorabend in Wasser einweichen, wobei wir dadurch einen gewissen Verlust an Vitalstoffen haben. Doch der Frischkornbrei ist leicht verdaulich und weicher beim Kauen.

2. Art: Gemischtes Getreide kurz vor dem Verzehr schro-

60

ten (ohne Einweichzeit). Kaum Verlust an Vitalstoffen und schwerer verdaulich. Der Brei ist nicht so schmackhaft und muß besser gekaut werden. Hafer (Weichgetreide) soll nicht über längere Zeit hinweg eingeweicht werden (er wird leicht ranzig und kann bitterlich schmecken).

3. Art: Gemischtes Getreide als ganze Körner am Vorabend einweichen (nicht schroten). Zwar kein Vitalstoffverlust, doch nicht so schmackhaft; es muß gut gekaut werden.

Am besten, Sie testen diese drei Möglichkeiten und verwenden die Zubereitungsart, die Ihnen am nächsten zuspricht. Oder Sie wechseln auch hier ab! Zum Einweichen wird am besten Leitungswasser oder neutrales Quellwasser (bei dem der Gesamtmineralgehalt nicht zu hoch ist) verwendet. Es ist darauf zu achten, daß das Getreide gut verrührt wird und leicht mit Wasser bedeckt ist. Die Einweichzeit sollte bei normaler Zimmertemperatur keine 12 Stunden überschreiten. Es ist nicht empfehlenswert, den Frischkornbrei im Kühlschrank aufzubewahren.

Am anderen Morgen wird der Frischkornbrei zubereitet, wobei zunächst frisches Obst hineingeschnitten wird (hier dominiert das Saisonobst). Sie können zwei bis drei Sorten nehmen und dabei berücksichtigen: Was Ihnen bekommt, schmeckt auch! Dann werden ungeschwefelte Trockenfrüchte, ferner Nüsse oder Nussmus, die gut vertragen werden, hinzugegeben. In den Wintermonaten werden hauptsächlich Trockenfrüchte als Ersatz für frisches Obst genommen, die mit etwas Quellwasser eingeweicht wurden. Wenn die Süße gut vertragen wird, kann auch unerhitzter Honig zugesetzt werden (allerdings in Maßen). Abschließend kann der Geschmack mit Süßspeisengewürze wie Anis, Koriander, Vanille, Zimt, Delifrut oder Carob verfeinert werden.

Zu welcher Tageszeit Sie Ihren Frischkornbrei zu sich nehmen, bleibt Ihnen überlassen. Die Einweichzeit sollte dementsprechend beachtet werden. Ebenso ergibt sich die Möglichkeit, den Frischkornbrei pikant mit Rohgemüse und als Salat anzurichten.

(2) Vollkornbrot (Hefeteig als Grundrezept)

Zutaten: 760 g Weizen, 20 g Weizen als Streumehl, 450 g lauwarmes Wasser, 10 g Meersalz, 42 g Hefe
Und so wird es gemacht:
Zuerst wird der Weizen abgewogen und so fein wie möglich mit Ihrer Getreidemühle gemahlen. Während die Mühle läuft, wiegt man Wasser, Hefe und Salz ab und gibt alles in die Knetmaschine zum Auflösen von Hefe und Salz. Sobald der Weizen gemahlen ist, gibt man das frische Weizenvollkornmehl nach und nach in die mit mittlerer Geschwindigkeit laufende Knetmaschine. Dort knetet man den Teig, bis er eine feste, nicht klebrige Konsistenz erhält (je nach Qualität der Knetmaschine ca. 10–15 Minuten).

Wenn Sie mit den Händen kneten, müssen Sie um die Hälfte länger kräftig und ununterbrochen kneten. Eine zu kurze Knetzeit kann zu krümeligem Brot führen.

Nun deckt man den Teig mit einem feuchten Tuch ab und läßt ihn um etwa die doppelte Menge des Knetteiges aufgehen. Dann knetet man den Teig nochmals leicht mit den Händen, verwendet das restliche Mehl (20 g) und gibt ihn in eine angefettete Kastenform oder legt ihn auf ein gefettetes Blech (als Laib). Man läßt das Brot nochmals abgedeckt gehen, bis das richtige Brotvolumen erreicht ist

(das dauert ca. 15–20 Min.) und gibt es auf die mittlere Schiene des Backofens. *Hier die Backtemperaturen:*
Konventioneller Backofen vorgeheizt: 180 ° C–200 ° C
Heißluftofen: 160° C–180° C
Gasofen: 2–3. Stufe
Die Backzeit beträgt jeweils 45 Min.
Mein Tip: Das Brot immer gleich vom Blech oder aus der Form nehmen und auf einem Rost auskühlen lassen.

Brotvariationen
Hierbei gehen wir immer von der Grundrezeptur aus.
1. Veränderung: Anstatt Weizen nehmen wir Dinkel, oder wir mischen ⅔ Weizen mit ⅓ Dinkel, Gerste oder Rog gen. Oder Sie verwenden die Hälfte Weizen bzw. Dinkel und ergänzen frei nach Belieben mit Grünkern, Hafer, Buchweizen, Hirse, Reis, Mais oder Triciale, einer neuartigen Getreidezüchtung (bitte immer in fein gemahlenem Zustand).
2. Veränderung: Wir geben zusätzlich bis zu 60 g Getreidekörner – außer Mais – in ganzer Form am Anfang des Knetens hinzu. Ebenso Samenkörner wie Sesam, Leinsaat, Kürbiskerne, Nüsse, z. B. Haselnüse, Walnüsse, Paranüsse oder Cashewkerne, Pistazien und Sonnenblumenkerne, sowie Trockenfrüchte in Form von Rosinen und Feigen usw., oder geröstete Zwiebeln, falls das vertragen wird.
3. Veränderung: Gewürze: Kräutersalz, Anis, Ingwer, Kardamon, Koriander, Kümmel, Muskat, Nelken, Piment, Knoblauch und frische Küchenkräuter.

Brötchen oder Salzgebäck
Wir gehen wieder von der Grundrezeptur aus und nehmen anstatt 450 ca. 500 g Wasser. Somit bekommen wir einen

ganz lockeren Teig, von dem Sie schöne Brötchen, Brezeln oder Stangen formen können.

Die Backhitze sollte je nach Backofen etwa 20 ° C höher liegen, die Backzeit jedoch nur bei 20 Minuten.

(3) Sauerteig (Roggen-Weizenbrot)

Wenn Sie dieses Brot erstmals ansetzen, müssen Sie mindestens 4 Tage Arbeitsaufwand einkalkulieren.
1. und 2. Tag:
75 g Roggen (feingemahlen), 75 g lauwarmes Wasser.

Und so wird es gemacht:
Roggenmehl und Wasser zu einem Brot verrühren. In ein verschließbares, mit Luftloch besetztes Glas geben und an einem warmen Ort stehen lassen (48 Std.). Nach dieser Zeit haben sich wertvolle Sauerteigbakterien gebildet, und der Ansatz hat einen leicht säuerlichen Geruch bekommen.

3. Tag:
350 g Roggen (feingemahlen); 300 g lauwarmes Wasser.

Jetzt gehen Sie wie folgt vor:
Das Roggenmehl, Wasser und den Sauerteigansatz in eine Schüssel aus Porzellan oder neutralem Kunststoff bzw. Edelstahl geben. Möglichst keine Schüssel aus einfachem Metall verwenden, da durch die Säure Metallspuren in den Teig gelangen können – dies sollte auch beim Sauerteigansatz beachtet werden. Die Schüssel mit dem Teig wird abgedeckt und bei Zimmertemperatur 24 Std. stehen gelassen. In dieser Zeit vermehren sich die Sauerteigbakterien über die gesamte Teigmenge.

64

4. Tag:
200 g Roggen, 200 g Weizen (feingemahlen); 175 g lauwarmes Wasser, 20 g Hefe, 15 g Meersalz.

Nun kommt der entscheidende Teil:
Die Hefe mit dem Meersalz im Wasser auflösen, sowie das Roggen- und Weizenmehl bis auf ca. 25 g Mehl hinzugeben. Nun werden der Teig des 3. Tages bis auf 150 g mit den restlichen Zutaten vermengt. Diese 150 g Sauerteig werden im Kühlschrank aufbewahrt und für das nächste Sauerteigbrot als Ansatz verwendet. Somit verkürzt sich die nächste Zubereitung um immerhin zwei Tage.

Der Sauerteig wird jetzt mit den restlichen 25 g Mehl mit den Händen leicht geknetet, so daß eine dünne Mehlschicht den Teig umgibt. Jetzt wird die Backform eingefettet und mit dem Teig gleichmäßig ausgefüllt. Mit einer Stricknadel oder einem Holzspieß werden über die ganze Brotfläche durchgehende Löcher gestochen, damit verhindert wird, daß das Brot im Inneren ein Loch bekommt. Nun läßt man das Brot mit einem feuchten Tuch abgedeckt gehen, bis das Brotvolumen erreicht ist (ca. 30−40 Min.). Bei etwa 180°−200° C wird das Brot ca. 45 Min. gebacken. Nun nimmt man das Brot aus dem Ofen und der Form und läßt es auf einem Rost auskühlen.

Sie können das Brot auch ohne Hefe ansetzen, müssen aber dann eine längere Gehzeit (3 bis 4 Std.) in der Brotform berechnen.

Von Zeit zu Zeit sollte der Sauerteigansatz neu angesetzt oder neu gekauft werden (in Reformhäusern oder Bioläden ist Natur-Sauerteigansatz erhältlich), da bei ständig eigener Weiterzüchtung nach 2−3 Monaten die Charakteristik des Sauerteiges durch Hefe, die aus der Luft hinzukommt, verlorengeht.

(4) Suppen

(4 a) Geröstete Gerstensuppe
Zutaten: 60 g Gerstenkörner, 1 mittelgroße Möhre, ½ kleinere Knolle Sellerie, ½ Lauchstange, 40 g Butter, 1 l Wasser, 20 g Gemüsebrühwürfel, etwas frische Petersilie oder Schnittlauch.
Und so wird es gemacht:
Zuerst das Wurzelgemüse waschen, bürsten und in kleine Streifen schneiden oder grob raffeln. Dann wird in einem Topf die Butter erhitzt und die Gerste leicht darin geröstet. Die Gemüsestreifen werden dazugegeben und mit angeschwitzt. Danach wird alles mit Wasser aufgefüllt und der Gemüsebrühwürfel dazugegeben. Nun können Sie die Suppe ca. 30 Min. auf wenig Hitze kochen. Beim Anrichten die grob gehackte Petersilie oder den geschnittenen Schnittlauch hinzufügen. Übrigens: auch mit Grünkern gelingt Ihnen diese Suppe!

4 b) Gebundene Kressesuppe
Zutaten: 150 g frische Kresse, ½ Zwiebel (mittelgroß), 40 g Butter, 30 g Hafer (fein gemahlen), ⅛ l Weißwein, ¾ l Wasser, 20 g Gemüsebrühwürfel, 1 Prise gemahlenen Pfeffer.
Und so wird es gemacht:
Die Kresse reinigen und die Zwiebel in kleine Würfel schneiden. Dann die Zwiebel mit der Butter in einem Topf glasig anschwitzen und die Kresse dazugeben. Nun mit Weißwein ablöschen, mit Wasser auffüllen und den Gemüsebrühwürfel sowie den Pfeffer hineingeben und aufkochen lassen. Das Hafermehl darf nun (während die Suppe kocht) mit einem Schneebesen dazugerührt werden. Die Suppe noch ca. 5 Min. nachkochen lassen. Übri-

66

gens: Diese Suppe kann man auch mit frischem Kerbel anstatt Kresse herstellen!

4c) Rote-Bete-Kraftbrühe
Zutaten: 200 g Rote Bete, 50 g Butter, 1 l Wasser, 20 g Gemüsebrühwürfel, frische Suppenkräuter.
Und so wird es gemacht:
Rote Bete gut waschen, bürsten und durch die grobe Raffel lassen. Dann in Butter anschwitzen, mit Wasser auffüllen und den Gemüsebrühwürfel dazugeben. Die Brühe ca. 10 Min. kochen lassen. Zum Schluß werden die frischen Suppenkräuter hineingegeben.

4d) Feine Pilzsuppe
Bei dieser Suppe überlasse ich es Ihnen selbst, welche frischen Pilze Sie verwenden möchten. Zu empfehlen wären Champignons, Braunkappen oder Austernpilze.
Zutaten: 200 g frische Pilze, ½ Zwiebel, ⅛ l herber Weißwein, ¾ l Wasser, 20 g Gemüsebrühwürfel, 30 g Hafermehl (gemahlen), 50 g Butter, frische Kräuter.
Und so wird es gemacht:
Pilze putzen, waschen und in grobe Scheiben schneiden. Die Zwiebel fein hacken und mit der Butter anschwitzen. Dann die Pilze hinzufügen, kurz andünsten und mit dem Weißwein ablöschen. Danach mit Wasser auffüllen und den Gemüsebrühwürfel dazugeben. Das Hafermehl in die kochende Suppe einrühren. Nach ca. 5 Min. ist die Suppe fertig. Beim Servieren die frischen Kräuter dazugeben.

(4e) Pikante Zwiebelsuppe mit gerösteten Brotwürfeln
Zutaten: 250 g Zwiebeln, ¼ l herber Weißwein, ¾ l Wasser, 1 große Knoblauchzehe, 1 TL Paprikapulver (edelsüß), 20 g Gemüsebrühwürfel, 100 g Butter, 2 Scheiben Vollkornbrot.

Und so wird es gemacht:
Zwiebeln schälen, halbieren und in Streifen schneiden. Danach mit 60 g Butter und der zerdrückten Knoblauchzehe glasig anschwitzen, mit dem Paprikapulver bestäuben und mit Weißwein ablöschen. Anschließend mit Wasser auffüllen, den Gemüsebrühwürfel dazugeben und die Suppe ca. 30 Min. kochen lassen. In der Zwischenzeit werden die Vollkornbrotscheiben in kleine Würfel geschnitten und mit der restlichen Butter in einer Pfanne geröstet. Wenn die Suppe serviert wird, gibt man die Würfel dazu.

4f) Backerbsen mit klarer Gemüsebrühe
Zutaten für den Backerbsenteig: 140 g Weizenkörner (feingemahlen), ⅛ l Wasser oder Sojamilch, 1 Messerspitze Muskat, 1 EL feingehackte Petersilie, Meersalz und Pfeffer; *Zutaten für die Gemüsebrühe:* 1 l Wasser, 20 g Gemüsebrühwürfel (zerdrückt), 40 g Butter, 2 EL frische Suppenkräuter.

Herstellung Backerbsenteig:
Man gibt das Wasser oder die Sojamilch in eine Schüssel und rührt mit einem Schneebesen das Weizenmehl und die restlichen Zutaten an. Der Teig wird nun mit einem Schöpflöffel tropfenweise in einem Topf mit schwimmend heißem Fett goldgelb ausgebacken.

Herstellung Gemüsebrühe:
Das Wasser, der Gemüsebrühwürfel und die Butter werden in einem Topf zum Kochen gebracht. Wenn die Suppe angerichtet wird, kommen die goldgelben Backerbsen und die frischen Suppenkräuter dazu.

(4g) Vollkornflädlesuppe
Zutaten: Gleiche Zutaten wie bei den Backerbsen.

Und so wird es gemacht:
Sie erstellen mit allen Zutaten einen Teig und backen ihn zu Pfannkuchen aus. Diese werden, wenn sie erkaltet sind, in feine Streifen geschnitten. Die Gemüsebrühe wird genauso wie bei den Backerbsen mit klarer Gemüsebrühe erstellt.

(4h) Kartoffelsuppe mit Sesam
Zutaten: 200 g Kartoffeln, 50 g Butter, 1 Möhre, 1 Zwiebel, ½ Lauchstange, ½ Sellerieknolle, 2 EL Sesam (ungeschält), 1 Messerspitze Muskat, 1 EL Majoran, Meersalz und Pfeffer, ½ l Wasser, ½ l Sojamilch.
Und so wird es gemacht:
Die gewaschenen und geputzten Kartoffeln werden zuerst wie Pellkartoffeln in Salzwasser gargekocht. In der Zwischenzeit wird das Gemüse geputzt, durch die grobe Raffel gerieben und mit der Butter im Topf angeschwitzt. Die gegarten Kartoffeln werden nun durch die feine Scheibe des Gemüsewolfes durchgelassen und zusammen mit dem Wasser, der Sojamilch und den Gewürzen in den Topf gegeben. Hier köchelt man alles und rührt öfters mit dem Schneebesen um, bis das Gemüse gar ist. Danach mit Meersalz und Pfeffer würzen und den Sesam darüberstreuen.

(5) Soßen

(5 a) Tomatensoße
Zutaten: 4 Tomaten, 1 Zwiebel, 3 EL Tomatenmark, ¼ l Tomatensaft oder Wasser, 1 Messerspitze Thymian, 1 Messerspitze Oregano, 1 Knoblauchzehe, Meersalz und gemahlener Pfeffer, feines Hafermehl.
Und so wird es gemacht:
Die grob geschnittenen Tomaten und Zwiebeln in etwas

69

Öl anschwitzen, das Tomatenmark dazugeben und mit Tomatensaft oder Wasser auffüllen. Danach die zerdrückte Knoblauchzehe und die Kräuter hinzufügen und alles ca. 10 Min. köcheln lassen. Nun die Soße in den Mixer geben und fein pürrieren. Anschließend nochmals in den Topf geben, aufkochen lassen und mit Meersalz, Pfeffer und je nach Konsistenz der Soße mit Hafermehl abbinden. Diese Tomatensoße eignet sich gut für Nudel- und Reisgerichte.

(5 b) Currysoße
Zutaten: 1 gehackte Zwiebel, 1 Apfel, 1 Banane, 1 TL Curry, 1 TL Sanddorn, Meersalz, feines Hafermehl, 40 g Butter, ¼ l Sojamilch oder Wasser, ½ Tasse Weißwein.
Und so wird es gemacht:
Den Apfel und die Banane in Stücke schneiden, mit der Zwiebel in Butter anschwitzen und mit Curry bestäuben. Anschließend mit Weißwein ablöschen und mit der Sojamilch oder dem Wasser auffüllen. Nach ca. 15 Min. Kochzeit die Soße im Mixer pürrieren und nach dem Abbinden mit Hafermehl wieder in den Topf geben. Nun mit Sanddorn und Meersalz abschmecken. Diese Soße gibt man zu gedünstetem oder paniertem Gemüse.

(5 c) Kapernsoße
Zutaten: 50 g Kapern, 1 bis 2 Essiggurken, 1 Zwiebel, 40 g Butter, ½ Tasse Weißwein, ¼ l Sojamilch oder Wasser, Meersalz oder Kräutersalz, Pfeffer, feines Hafermehl.
Und so wird es gemacht:
Die gehackte Zwiebel in die erhitzte Butter geben, die fein gewürfelten Essiggurken und Kapern dazugeben und gut anschwitzen. Mit dem Kapernwasser und dem Weißwein ablöschen, etwas einreduzieren lassen und mit Sojamilch oder Wasser auffüllen. Dann ca. 10 Min. kochen lassen

und mit Hafermehl abbinden. Zum Schuß mit Pfeffer, Meersalz oder Kräutersalz abschmecken.

(5 d) Braune Grundsoße
Zutaten: 1 kleine Karotte, ½ Sellerieknolle, 1 Zwiebel, 2 EL Tomatenmark, ½ Tasse Rotwein, ¼ l Wasser, Rosmarin und Thymian, 1 Lorbeerblatt, 3 Gewürznelken, 6 Wacholderbeeren, Meersalz und Pfeffer, feines Hafermehl.
Und so wird es gemacht:
Das Gemüse in Würfel schneiden und in Öl anrösten. Das Tomatenmark dazugeben und bei mittlerer Hitze weiterrösten, bis das Tomatenmark braun ist. Nun die Gewürze beifügen, mit Rotwein ablöschen, etwas einkochen lassen und mit Wasser oder Gemüsebrühe auffüllen. Dann 15 Min. kochen lassen und die Soße durch ein Sieb geben, leicht mit dem Hafermehl abbinden und mit Meersalz und Pfeffer abschmecken.

(5 e) Zigeunersoße
Zutaten: 1 rote Paprika, 1 Zwiebel, 1 Essiggurke, 2 TL grüne Pfefferkörner, 1 Knoblauchzehe, 40 g Butter, 1 TL Paprikapulver, Thymian, ¼ l braune Grundsoße (siehe Rezept 5 d), Meersalz.
Und so wird es gemacht:
Paprika, Zwiebel und Essiggurke in Streifen schneiden und mit der Butter im Topf glasig anschwitzen. Die Pfefferkörner, den Thymian und die zerdrückte Knoblauchzehe dazugeben, mit Paprikapulver bestäuben und mit einem Schuß Rotwein ablöschen. Nun mit der Grundsoße auffüllen, kurz aufkochen lassen und mit Meersalz abschmecken.

(5 f) Sesambuttersoße mit Kräutern
Zutaten: 4 EL ungeschälter Sesam, 200 g Butter, je 1 TL

Estragon, Kerbel, Tymian und Salbei, je 1 EL gehackte Petersilie und Schnittlauch, Meersalz und Pfeffer.
Und so wird es gemacht:
Den Sesam in die zerlassene Butter hineingeben und leicht bräunen lassen. Anschließend die Kräuter nacheinander zugeben und mit Meersalz und Pfeffer abschmecken.

Die Soße gibt man zu gekochtem oder gedünsteten Gemüse (z. B. Blumenkohl, Spargel, Lauch und Chicorée).

(6) Mayonnaise und Salatsoßen

(6a) Mayonnaise
Zutaten: 100 g Sojamilch, 150–180 g kaltgepresstes Sonnenblumenöl, 2 EL Obstessig (aus Reformhaus oder Naturkostladen), Meersalz.
Und so wird es gemacht:
Die Sojamilch, den Obstessig und das Meersalz in einen Mixer geben. Nun wird das Öl langsam in den laufenden Mixer dazugegeben, bis es eine dicke Mayonnaise ergibt.

(6b) Kräutermayonnaise
Zutaten: 150 g Mayonnaise (aus Rezept 6a); frische Kräuter wie Petersilie, Schnittlauch, Kresse, Kebel und Estragon; Meersalz und Pfeffer.
Und so wird es gemacht:
In die Mayonnaise werden die frisch gehackten Kräuter und das Meersalz, sowie Pfeffer dazugegeben.

(6c) Knoblauchmayonnaise
Anstatt Kräuter aus Rezept 6b geben Sie 2 bis 3 zerdrückte Knoblauchzehen in die Mayonnaise. Diese Mayonnaise paßt gut zu gebackenen Kartoffeln und zu paniertem und gebackenen Gemüse, ferner zu Salaten.

72

(6d) Rote Salatsoße
Zutaten: 150 g Mayonnaise (aus Rezept 6a), 100 g Tomatensaft, Obstessig, Meersalz, Tabasco, Weinbrand.
Und so wird es gemacht:
Um eine cremige Salatsoße zu bekommen, muß diese immer im Mixer hergestellt werden. Anstatt Obstessig kann auch Sauerkrautsaft oder Brottrunk (vom Hersteller Kanne) verwendet werden. Nun gibt man die Mayonnaise sowie Tomatensaft, Obstessig (je nach Geschmack), Meersalz, einen Spritzer Tabasco und einen Schuß Weinbrand dazu und mixt die Soße gut durch. Diese Soße kann man je nach Belieben dicker (indem man Öl hinzumixt) oder flüssiger (indem man mehr Tomatensaft, Sojamilch, Brottrunk, Sauerkrautsaft oder Wasser hinzufügt) machen.

(6e) Grüne Salatsoße
Die Herstellung entspricht der Roten Salatsoße aus Rezept 6d. Doch anstelle Tomatensaft, Tabasco und Weinbrand werden frische Kräuter (Petersilie, Schnittlauch, Kresse, Kerbel, Estragon, Dill, Basilikum, Zitronenmelisse, Knoblauch) vermixt und mit Meersalz oder Kräutersalz und Pfeffer abgeschmeckt. Auch hier kann je nach Belieben die Soße dicker oder flüssiger gehalten werden.

(6f) Gelbe Salatsoße
Die Zubereitung entspricht der Roten Salatsoße aus Rezept 6d. Die dort genannten Zutaten werden mit Curry, Sanddorn und Kokosmus sowie Kokosnußmilch ausgetauscht.

(6g) Avocado-Salatsoße
Zutaten: 100 g Mayonnaise (aus Rezept 6a), 1 Avocado, 100 g Sauerkrautsaft, 1 TL Estragon, Meersalz, Pfeffer.

Und so wird es gemacht:
Die Avocado halbieren, den Kern entfernen und das Fruchtfleisch herausnehmen. Dann mit den restlichen Zutaten mixen.

(6h) Klare Kräutersoße
Zutaten: Essig, kaltgeschlagenes Öl, Wasser, 1 gehackte Zwiebel, frische Kräuter, 1 zerdrückte Knoblauchzehe, Meersalz, Pfeffer.
Und so wird es gemacht:
Ca. 2 Teile Wasser und je 1 Teil des Essig und Öles gibt man zu den gehackten Zwiebeln. Dann fügt man die frisch gehackten Kräuter und die Knoblauchzehe hinzu und würzt mit Meersalz und Pfeffer ab. Mit dem Schneebesen kräftig verrühren.

Bei den Salatsoßen sollte man die Ölsorten öfters wechseln und darauf achten, daß man nur kaltgeschlagenes Öl verwendet.

(7) Hauptgerichte

(7a) Gedünsteter Lauch mit Estragonsauce
Zutaten: 2 Lauchstauden, ½ Zwiebel (gewürfelt), 20 g Estragon (frisch oder getrocknet), 20 g Butter, 2 cl Weißwein, ¼ l Wasser, 30 g Hafermehl, Meersalz und Pfeffer.
Und so wird es gemacht:
Lauch putzen, waschen und in ca. 10 cm große Stücke schneiden. In einen flachen Topf geben, ¼ l Wasser dazutun, etwas salzen und ca. 15 Min. dünsten lassen. Zur gleichen Zeit wird die Butter in einem anderen Topf erhitzt und die Zwiebel glasig geschwitzt. Nun kommt der Estragon hinzu, wird mit Weißwein abgelöscht und ca.

74

3 Min. bei leichter Hitze geköchelt. Anschließend gießt man den Lauchfond dazu und bindet mit Hafermehl ab, während die Soße kocht. Evtl. noch mit Meersalz und Pfeffer nachwürzen.

Dazu schmeckt Kartoffelbrei am besten.

(7 b) Gemüsebolognese
Zutaten: 2 mittlere Karotten, 1 mittlere Sellerieknolle, 1 Zwiebel, 500 g Champignons, 2 EL Tomatenmark, ⅛ l Wasser oder Gemüsefond, je 1 TL Thymian, Oregano, Paprikapulver (edelsüß), Meersalz und Pfeffer, 1 zerdrückte Knoblauchzehe.
Und so wird es gemacht:
Zuerst wird das Gemüse gereinigt und dann durch die mittlere Scheibe des Wolfes gelassen. Nun wird in einem passenden Topf das Olivenöl erhitzt und das Gemüse angeschwitzt. Anschließend gibt man das Tomatenmark dazu, läßt es leicht bräunen, füllt alles mit Wasser oder Gemüsefond auf und gibt die Kräuter mit der Knoblauchzehe hinzu.

Die Bolognese läßt man noch ca. 15 Min. gut durchköcheln und würzt mit Meersalz und Pfeffer nach. Dazu reicht man Weizenvollkorn- oder Sojaspaghetti.

(7 c) Gekochter Blumenkohl mit Kräuterbröselbutter
Zutaten: 1 großer Blumenkohl, 200 g Butter, 50 g Vollkornsemmelbrösel, je 10 g Petersilie, Schnittlauch, Kerbel, 2 EL Sesam, 1 Messerspitze Meersalz.
Und so wird es gemacht:
Den gesäuberten Blumenkohl gibt man in kochendes Salzwasser und läßt ihn gut 30 Min. garkochen. Nebenher wird die Butter geschmolzen und die restlichen Zutaten hinzugefügt. Wenn der Blumenkohl gar ist, kommt er aus

dem Kochwasser, dann geben Sie Kräuterbröselbutter darüber.
Als Beilage gibt man Pell- oder Ofenkartoffeln.

(7 d) Cremiges Karotten-Kohlrabi-Gemüse
Zutaten: 400 g Karotten, 400 g Kohlrabi, ¼ l Sojamilch
oder Gemüsebrühe, ½ Zwiebel (in Streifen), 60 g Butter,
10 g Kerbel und Petersilie (gehackt), 30 g Hafer (feingemahlen), Meersalz, 2 cl Weißwein.
Und so wird es gemacht:
Die ungeschälten, geputzten Karotten und die Kohlrabi
werden in etwa gleichgroße Scheiben geschnitten und in
der erhitzten Butter mit den Zwiebelstreifen angeschwitzt. Anschließend löscht man alles mit Weißwein
ab, füllt mit Sojamilch oder Gemüsebrühe auf und läßt es
bei schwacher Hitze garkochen. Nun gibt man die Kräuter
dazu, rührt das Hafermehl mit dem Schneebesen in das
Gemüse und läßt es kochen, bis die Flüssigkeit cremig ist.
Zum Schluß mit Meersalz abschmecken. Dazu Getreidebratlinge servieren.

(7 e) Gemüsepizza
Zutaten; Teig: 300 g Weizenmehl, 50 g Grünkernmehl,
20 g Hefe, 180 g Wasser, 2 EL Paprika, 1 EL Oregano, 1 TL
Meersalz, 4 EL kaltgepreßtes Öl.
Belag: 100 g Tomatenmark, 3 Knoblauchzehen (zer-
drückt), 2 EL Öl, Meersalz, Oregano, Thymian, 1 große
Zwiebel (in Ringe), 200 g Champignons (in Scheiben), 50 g
frischer Mais oder Erbsen, 3 Paprika (in Streifen), 2 Au-
berginen (in Scheiben), 4 Tomaten (in Scheiben)
Und so wird es gemacht:
Die Hefe zuerst mit den Kräutern, Meersalz und Öl im
Wasser gut auflösen. Mit dieser Flüssigkeit und dem Wei-
zenmehl sowie dem Grünkernmehl einen Hefeteig erstel-

len. Den Teig in eine Schüssel geben, mit einem feuchten Tuch abdecken und gehen lassen, bis in etwa die doppelte Menge an Teig erreicht wurde. Nochmals kurz mit etwas Weizenmehl nachkneten und auf einem gefetteten Blech 1 cm dick ausrollen. Darauf streicht man das angemachte Tomatenmark (vorher mit Knoblauch, Öl, Meersalz und den Kräutern verrühren). Darauf kommen der Reihenfolge nach Zwiebelringe, Champignons, Mais, Erbsen, Paprika, Auberginen und Tomaten. Zwischen den Gemüseschichten mit Meersalz und Kräutern würzen. Backzeit: 25 Minuten bei 180 ° C.

(7f) Krautnudeln
Zutaten: 800 g Weißkraut, 500 g Vollkornnudeln (ohne Ei), 100 g Holsteiner Liesel (pflanzliches Schmalz), 80 g Butter, 1 Zwiebel (in Scheiben), 1 EL Kümmel, Meersalz und Pfeffer.
Und so wird es gemacht:
Das in Streifen geschnittene Weißkraut wird mit der Zwiebel in Butter leicht gedünstet. Die Holsteiner Liesel und Kümmel dazugeben und mit Meersalz und Pfeffer abschmecken. Gleichzeitig werden die Nudeln gekocht und abgeschüttet. Wenn das Weißkraut gar ist, werden die Nudeln beigemischt.

(7g) Champignonragout
Zutaten: 1 kg frische Champignons, 200 g Zwiebelstreifen, 100 g Tomatenwürfel, ⅛ l Rotwein, ¼ l Gemüsebrühe oder Wasser, 2 EL Tomatenmark, 1 TL Thymian, Salz, Pfeffer, Hafermehl.
Und so wird es gemacht:
Die Champigons werden nach dem Putzen geviertelt und in einem Topf mit Butter erhitzt. Nun werden die Zwiebelstreifen kurz angeschwitzt und nach Zugabe des To-

matenmarkes gebräunt. Dann gibt man die Pilze hinzu, läßt sie kurz anschmoren, löscht mit Rotwein ab und füllt alles mit Gemüsebrühe oder Wasser auf. Anschließend fügt man Thymian, Salz und Pfeffer hinzu, bringt es zum Kochen und bindet es dann mit Hafermehl ab. Zum Schluß werden die Tomatenwürfel dazugegeben.

Am besten reicht man hierzu Naturreis oder Nudeln.

(7 h) Pikantes Paprikagemüse
Zutaten: 8 Paprika (grün, rot), 5 Zwiebeln, 5 Tomaten, 50 g Butter, 50 g Sonnenblumenöl, 2 zerdrückte Knoblauchzehen, 1 TL Oregano, Meersalz oder Kräutersalz, 1 Spritzer Tabasco.

Und so wird es gemacht:
Die Zwiebeln schneidet man in Scheiben und bräunt sie bei kleiner Flamme in dem Sonnenblumenöl und der Butter an. Dazu gibt man unter Umrühren die kernfreien, in große Stücke geschnittenen Paprikaschoten. Nach ca. 15 Min. Schmoren werden die Tomaten, die vorher in Eckchen geschnitten wurden, dazugegeben. Nochmals 5 Min. schmoren lassen und gleichzeitig mit den restlichen Zutaten abschmecken.

Als Beilage eignet sich Naturreis, oder Sie essen ganz einfach gebuttertes Vollkornbrot dazu.

(7 i) Paniertes Sellerieschnitzel
Zutaten: 1 große Sellerieknolle, Meersalz und Wasser; *für den Teig:* feines Weizenmehl, Wasser, Kräutersalz, Muskat (gemahlen), Semmelbrösel, Sesam.

Und so wird es gemacht:
Nach dem Säubern wird die Sellerieknolle ungeschält in kochendes Salzwasser gegeben. In der Zwischenzeit wird aus Weizenmehl, Wasser, Kräutersalz und Muskat ein

leichter Teig erstellt. Wenn die Knolle weichkernig ist, kommt sie aus dem Sud, Sie lassen sie erkalten und schneiden sie anschließend in 1 cm dicke Scheiben. Diese werden dann zuerst im Teig gewendet und in Semmelbrösel, die man vorher mit ungeschältem Sesam vermengt hat, paniert und in schwimmendem Fett goldgelb gebakken.

Dazu kann man Bratkartoffeln oder Pommes frites reichen.

(7 k) Sojaspaghetti mit Spinatsauce
Zutaten: 500 g Sojaspaghetti, 1 kg Blattspinat (frisch), 1 Zwiebel in Würfel, 2 Tomaten (gewürfelt), 50 g Butter, 1 EL kaltgepreßtes Öl, 1 zerdrückte Knoblauchzehe, 1 Tasse Gemüsebrühe, Meersalz, Muskat, Pfeffer.
Und so wird es gemacht:
Den Spinat gut waschen und die gewürfelte Zwiebel mit der Butter glasig schwitzen. Den Spinat dazugeben und ca. 10 Min. gut dünsten lassen. Nun wird der Spinat pürriert und wieder in den Topf gegeben. Danach fügen Sie die Gemüsebrühe und die Gewürze hinzu, lassen alles ca. 5 Min. leicht kochen und geben anschließend die Tomatenwürfel dazu. Zwischenzeitlich werden die Sojaspaghetti in reichlich Salzwasser und einem EL Öl gargekocht. Danach werden sie in einem Nudelsieb abgeschüttet und angerichtet. Zum Schluß gibt man die Spinatsoße über die Sojaspaghetti.

(7 l) Karotten in Bierteig gebacken
Zutaten: 8 mittelgroße Karotten, ⅛ l Bier, ⅛ l Wasser oder ungesüßte Sojamilch, 200 g Weizen, Meersalz, Pfeffer, Muskat.
Und so wird es gemacht:
Die Karotten gibt man nach dem Putzen in kochendes

Salzwasser und läßt sie bißfest (also fast weich) garen. Nun werden die Karotten aus dem Kochsud zum Abkühlen genommen. In der Zwischenzeit wird der Weizen fein durch die Getreidemühle gemahlen. Aus diesem Mehl, dem Bier und dem Wasser oder der Sojamilch und den restlichen Zutaten wird ein Teig hergestellt. Die Karotten werden in diesen Bierteig getunkt und in schwimmend heißem Fett gebacken. Dazu schmeckt Tomatensoße und gekochte Hirse.

(7m) Chicore in Kapernsoße
Zutaten: 4 große Chicoreestauden, 25 g Butter, 10 g Kapern, 2 Essiggurken, 50 g feingehackte Zwiebeln, ⅛ l Sojamilch, 3 EL Hafermehl, Meersalz, Pfeffer.
Und so wird es gemacht:
Die Butter wird in einem breiten Topf erhitzt. Dazu gibt man die feingehackte Zwiebel, die Kapern und die Essiggurken, die man vorher in kleine Würfel geschnitten hat und läßt alles kurz anschwitzen. Nun füllt man mit Sojamilch auf und legt den geputzten und der Länge nach halbierten Chicoree hinein. Dieser wird dann bei schwacher Hitze gar gedünstet. Anschließend wird er wieder herausgenommen und die Soße mit Hafermehl abgebunden. Zum Schluß wird mit Pfeffer und Meersalz abgeschmeckt und über den Chicoree gezogen.
Dazu reicht man Reis oder Kartoffelbrei.

(7n) Apfelrotkohl mit Kräuterklößen
Zutaten: 1 kg Rotkohl, 70 g Butter, 1 Zwiebel, 2 bis 3 säuerliche Äpfel, 2 bis 3 Lorbeerblätter, einige Gewürznelken, Meersalz, 1 rohe Kartoffel, 1 EL Honig, 1 EL Obstessig, 800 g rohe Kartoffeln, 400 g gekochte Kartoffeln, 100 g Vollkornsemmelmehl, 3 bis 4 EL Kräuter (Petersilie, Majoran, Thymian, Estragon, Schnittlauch).

80

Und so wird es gemacht:
Den Rotkohl putzen und dabei den Strunk entfernen. Den Kohlkopf nicht zu fein schneiden oder hobeln. Nun die Butter heiß werden lassen und die gewürfelten Zwiebeln darin glasig anbraten. Den Kohl hineingeben und einige Minuten schmoren lassen. Mit ca. ⅛ l Wasser auffüllen, salzen und die Gewürze sowie die in kleine Stücke geschnittenen Äpfel zum Kohl geben. Danach alles bei schwacher Hitze etwa 70–90 Minuten gardünsten. Die eine ungeschälte rohe Kartoffel fein hineinreiben und mit Meersalz, Honig und Obstessig abschmecken.

Die 800 g rohen Kartoffeln waschen, reiben und gut auspressen und mit den geriebenen oder durch den Gemüsewolf gedrehten, gekochten 400 g Kartoffeln und den restlichen Zutaten rasch zu einem Kloßteig verarbeiten. Mit bemehlten Händen Klöße formen und in kochendes Wasser geben. Bei mittlerer Hitze ca. 10 Min. garen.

Dazu reichen Sie eine süß-saure Soße, z. B. mit Rosinen angemacht.

(7o) Gemüsereis pikant
Zutaten: 250 g Langkornreis, 50 g Karottenwürfel, 50 g Erbsen, 2 Paprika (gewürfelt), 1 Zwiebel (gehackt), 50 g grüne Bohnen, 100 g Pilze, 4 Tomaten (gewürfelt), 1 zerdrückte Knoblauchzehe, 1 TL Curry, ¼ l Gemüsebrühe, 1 TL Thymian, Petersilie, Meersalz, Pfeffer.
Und so wird es gemacht:
Etwa 2 l Wasser mit Salz zum Kochen bringen und den in kaltem Wasser gewaschenen Reis hineinschütten; zugedeckt wieder zum Kochen bringen und in ca. 40–45 Min. bei mittlerer Hitze gar kochen. Nun den Reis in ein Sieb geben, mit kaltem Wasser abschrecken und abtropfen lassen.

In der Zwischenzeit die Zwiebeln in Butter anschwitzen, nacheinander das Gemüse dazugeben, mit Curry bestäuben und mit der Gemüsebrühe auffüllen. Dann das Gemüse leicht garkochen lassen, die Kräuter, die Knoblauchzehe und den Langkornreis kurz durchschwenken und zum Schluß die Tomatenwürfel dazugeben. Zum Schluß noch mit Meersalz und Pfeffer abschmecken.

(7 p) Würzige Getreidebratlinge (Frikadellen)
Zutaten: 50 g Hirse, 50 g Grünkern, 50 g Gerste, 1 Karotte, 1 Zwiebel, ¼ Sellerieknolle, 1 Messerspitze Muskat, Thymian, Majoran, Meersalz, Pfeffer.
Und so wird es gemacht:
Das Getreide wird gewaschen und in Salzwasser ca. 30 bis 35 Min. gargekocht. Anschließend in einem Sieb abschütten und mit dem Gemüse zusammen durch die feine Scheibe des Gemüsewolfes drehen. Danach die Gewürze untermengen und die Bratlinge (Frikadellen) abdrehen.
Diese Bratlinge werden in schwimmendem Fett ausgebacken.

(7 q) Haselnuß-Pilzkroketten
Zutaten: 250 g gekochte Pellkartoffeln, 50 g Haselnüsse, 100 g Champignons, 50 g Vollkornsemmelbrösel, Muskat, Meersalz, Pfeffer.
Und so wird es gemacht:
Die Pellkartoffeln mit den Pilzen und den Haselnüssen durch die feine Schcibe des Gemüsewolfes drehen. Mit den Gewürzen abschmecken und daraus Kroketten formen. Diese werden kurz in Wasser getunkt und in Vollkornsemmelbröseln gewendet und anschließend bei ca. 160° C in schwimmendem Fett goldgelb gebacken.

7 r) Knusprige Ofenkartoffeln
Zutaten: 2 bis 3 mittlere Kartoffeln (pro Person).

Und so wird es gemacht:
Die gewaschenen Kartoffeln werden auf einem Backblech in mittlerer Höhe des Backofens bei 250 ° C ca. 30 Min. gebacken.

Dazu gibt man eine Kräuter- oder Knoblauchmayonnaise.

(7 s) Tomatenreis
Zutaten: 250 g Langkornreis, 4 Tomaten (gewürfelt), ⅛ l Weißwein, 80 g Butter, 20 g gehackte Petersilie, Meersalz, Pfeffer.
Und so wird es gemacht:
Den Reis waschen und ca. 45 Min. in reichlich Salzwasser garkochen. In einem Sieb abschütten und gut abtropfen lassen. Dann die Butter in einer breiten Pfanne leicht erhitzen und den gekochten Langkornreis und die Tomatenwürfel hinzugeben. Des öfteren gut durchschwenken, mit Weißwein ablöschen und mit Petersilie, Meersalz und Pfeffer würzen.

Diese Reisbeilage kann auch mit Gerste oder Grünkern zubereitet werden.

(8) Feine Desserts

(8 a) Süßer Hirsebrei
Zutaten: 1 l Sojamilch, 200 g Hirse, 1 TL Bourbonvanille (gemahlen), 150 g Butter, 5 EL Sanddornsirup.
Und so wird es gemacht:
Zuerst wird die Hirse durch die Getreidemühle fein gemahlen. Nun bringt man die Sojamilch mit 50 g Butter zum Kochen und läßt die Hirse unter ständigem Rühren langsam einlaufen und bei schwacher Hitze ca. 15 Min. aufquellen. Danach mit Sanddornsirup süßen. Nebenbei

läßt man die restliche Butter in einem Töpfchen leicht bräunen und gibt sie beim Servieren z. B. mit Haselnüssen, Rosinen, Carob und Zimt über den Hirsebrei.
Dazu schmeckt ein Früchtekompott ausgezeichnet.
Mein Tip:
Nach demselben Rezept können Sie wie folgt variieren:
Vollkorngrießbrei (150 g Grieß)
Reisbrei (200 g Reis)

(8 b) Bratäpfel mit Ahorn-Vanillesoße
Zutaten: 4 große Äpfel, ⅛ l Sojamilch oder Wasser, 2 EL Ahorncreme, 20 g neutrales Puddingpulver auf pflanzlicher Basis, 1 TL Bourbonvanille (gemahlen).
Und so wird es gemacht:
Die Äpfel werden im Backofen mit etwas Wasser ca. 25 Min. bei 200 ° C gebacken. In der Zwischenzeit wird aus der Sojamilch und den restlichen Zutaten eine Soße hergestellt, die man zum Schluß mit etwas Zimt über die Äpfel gibt.

(8 c) Birnenkompott
Zutaten: 750 g Birnen, 4 EL unerhitzter Honig, 1 Zimtstange, 4 Gewürznelken, ¼ l Wasser.
Und so wird es gemacht:
Die Birnen entkernen und der Länge nach in Stücke schneiden. Das Wasser mit der Zimtstange und den Gewürznelken zum Kochen bringen. Nun die Birnen dazugeben und gardünsten, ohne daß die Birnen zerfallen. Anschließend etwas abkühlen lassen, Honig dazugeben und weiter erkalten lassen.
Mein Tip:
Nach demselben Rezept können Sie variieren:
Apfel-, Kirsch-, Aprikosen- und Pfirsichkompott.

84

(8 d) Gebackene Bananen
Zutaten: 4 Bananen, ⅛ l Bier, ⅛ l Wasser oder ungesüßte Sojamilch, 200 g Weizenmehl, 1 EL Honig, 1 Messerspitze Bourbonvanille (gemahlen), Zimt.
Und so wird es gemacht:
Aus Mehl, Bier und Wasser (oder Sojamilch) und den restlichen Zutaten wird ein Teig angerührt. Diesen Teig ca. 15 Min. quellen lassen. Nun die Bananen schälen und in der Mitte halbieren, durch den Teig ziehen und im schwimmenden Pflanzenfett goldgelb ausbacken. Danach mit Zimt bestreuen.
Mein Tip: Dafür eignen sich auch Äpfel und Birnen.

(8 e) Pfefferminzgrütze
Zutaten: ½ l kräftiger Pfefferminztee, 3 EL Honig, 45 g Vanillepuddingpulver (aus dem Naturkostladen).
Und so wird es gemacht:
Den Pfefferminztee erhitzen, das Puddingpulver mit etwas kaltem Tee anrühren und in den erhitzten Tee unterrühren. Danach aufkochen lassen. Kurz vor dem Erkalten den Honig dazugeben.

(8 f) Rote Grütze
Zutaten: 500 g Himbeeren, 300 g Johannisbeeren, ¼ l Wasser, ¼ l Rotwein, 45 g Vanillepuddingpulver, 3 EL Honig.
Und so wird es gemacht:
Die Früchte putzen, in Wasser weich kochen und passieren. Nach Belieben einige Früchte nach dem ersten Aufwallen mit der Schaumkelle herausnehmen und für das Garnieren zurückbehalten. Nun den Saft mit Rotwein auffüllen und zum Kochen bringen. Danach mit kalt angerührtem Puddingpulver binden, kurz aufkochen lassen und kurz vor dem Erkalten den Honig zugeben.

(8g) Früchtemus
Zutaten: 4 Bananen, 4 Äpfel, 4 Birnen, Carob, Zimt, ⅛ l
Sojamilch.
Und so wird es gemacht:
Die Bananen schälen, die Äpfel und die Birnen entkernen
und in Stücke schneiden. Mit der Sojamilch in den Mixer
geben und fein pürrieren. Das Mus in Schälchen geben
und mit Carob und Zimt bestreuen.

(8h) Blaubeerpudding
Zutaten: 300 g Blaubeeren, ½ l Sojamilch, 45 g Vanille-
puddingpulver, 4 EL Honig.
Und so wird es gemacht:
Den Pudding mit der Sojamilch kochen und die Blaubee-
ren unterrühren. Vor dem Erkalten den Honig dazugeben.

(8j) Haselnußpudding
Zutaten: 250 g gemahlene Haselnüsse, ½ l Sojamilch, 45 g
Vanillepuddingpulver, 4 EL Honig.
Herstellung: siehe Blaubeerpudding

(8k) Moccapudding
Zutaten: ¼ l Getreidekaffee, ¼ l Sojamilch, 45 g Vanille-
puddingpulver, 4 EL Honig.
Herstellung: siehe Blaubeerpudding

(9) Kuchen und Gebäcke

(9a) Hefezopf
Zutaten: 600 g Weizenmehl, 250 g Sojamilch oder Wasser,
150 g Honig, 42 g Hefe, 80 g Butter, 3 EL Rosinen, 20 g
Streumehl.
Und so wird es gemacht:
Die Sojamilch oder das Wasser wird leicht erwärmt, um

die Butter und den Honig darin zu lösen. Wenn die Flüssigkeit auf Zimmertemperatur abgekühlt ist, geben wir die Hefe dazu und verrühren alles, bis die Hefe aufgelöst ist.

Nun geben wir die Rosinen und das Weizenmehl dazu und kneten den Teig 10 Min. gut durch, lassen ihn mit einem feuchten Tuch abgedeckt gehen, bis das doppelte Volumen erreicht ist. (ca. 30 Min.). Jetzt nimmt man das Streumehl und knetet den Teig leicht durch. Nun flechtet man einen Zopf, legt ihn auf ein gefettetes Backblech und läßt ihn nochmals zugedeckt ca. 40 Min. gehen. Dann gibt man den Zopf in den vorgeheizten Backofen (bei 190 ° C etwa 45 Min. backen lassen), wobei der Zopf die ersten 25 Min. mit Backpapier oder Alufolie abgedeckt wird. Sobald der Hefezopf ausgekühlt ist, bestreicht man die Oberseite leicht mit Honig und gibt Mandelsplitter darüber.

(9 b) Krapfen (Berliner)
Zutaten: 600 g Weizenmehl, 400 g Wasser oder Sojamilch, 2 EL Honig, 60 g Hefe, 80 g Butter.
Zutaten für die Füllung: 100 g Brombeeren, 2 EL Honig.
Und so wird es gemacht:
Zuerst erstellt man mit den Zutaten einen Teig wie beim Hefezopf (Rezept 9 a). Dann dreht man daraus 80 g schwere Bällchen und läßt die Krapfen nochmals gehen. Nun werden sie im schwimmenden Fett gleichmäßig goldgelb ausgebacken. Für die Füllung pürriert man die Brombeeren und vermengt diese mit dem Honig. Wenn die Krapfen ausgekühlt sind, werden diese mit dem Brombeermus gefüllt.

(9 c) Mürbeteigplätzchen
Zutaten: 750 g feingemahlenes Weizenmehl, 500 g Butter, 250 g Honig, 1 TL Bourbonvanille (gemahlen).

Und so wird es gemacht:
Das Weizenmehl auf die Tischplatte geben, in der Mitte eine Vertiefung machen und mit Honig und Vanille füllen. Dann die Zutaten mit einem Teil des Mehles zu einem dicken Brei verarbeiten. Die kalte Butter in Stücke schneiden, auf den Brei legen und von allen Seiten das Mehl darüberstreuen. Nun mit den Handflächen und -ballen schnell zu einem geschmeidigen, festen Teig verarbeiten, den man 30 bis 40 Min. kaltstellt. Danach rollt man den Teig mit einem Nudelholz ca. ½ cm dick aus und sticht mit Plätzchenformen die Plätzchen aus, die auf ein gefettetes Backblech gelegt und bei 180° C ca. 10 Min. gebacken werden. Zum Schluß werden die Plätzchen mit einem Klecks Obstmus, Sanddornsirup oder Ahorncreme garniert.

(9d) Apfelkuchen mit Streusel
Zutaten: 500 g Weizenmehl, 350 g Wasser, 1 Würfel Hefe, 4 EL Honig, 80 g Butter, 1½ Äpfel für die Streusel, 100 g Weizenmehl, 50 g Butter, 50 g Honig.
Und so wird es gemacht:
Der Hefeteig wird wie beim Hefezopf zubereitet (Rezept 9a). Die Äpfel werden entkernt und ungeschält in gleichmäßige Spalten geschnitten. Dann das Backblech einfetten, mit dem Teig belegen und hauchdünn mit Sanddorn bestreichen. Nun die Apfelspalten auf dem Teig verteilen und die Streusel, die vorher aus den Zutaten erstellt wurden, auf die Äpfel streuen. Den Kuchen bei 180 ° C ca. 30 bis 35 Min. ausbacken.
Mein Tip:
Anstatt Äpfel können auch Pflaumen, Kirschen oder Rhabarber genommen werden.

Fortsetzung von Seite 59

besondere Aktivitäten seitens meiner Frau und mir zwingend erforderlich. Asthmatische Beschwerden haben sich noch nicht eingestellt. Desensibilisierung gegen Hausstaubmilben I + II und Gräser-/Blütenpollen (lediglich Dreifachspritze einmal jährlich erforderlich) wird seit ca. 2 Jahren durchgeführt.

Die Behandlung mit Cortison ist keine Lösung!

Wie hinlänglich bekannt, schadet dieses Medikament, auf Dauer verabreicht, die menschlichen Organe. Es muß daher eine spezielle und ungefährliche Heilmethode ausprobiert werden. Der »Bundesverband Neurodermitiskranker« weist erfolgversprechende Alternativen auf, wobei auch das erprobte Therapiekonzept Ihrer Klinik hervorgehoben wird. Die Chance einer dauerhaften Eliminierung des Krankheitsbildes möchte ich im Interesse meiner Tochter nutzen. Jedenfalls bietet der bislang beschrittene Weg keine Perspektive.

Der Klinikaufenthalt sollte so kurz wie möglich sein, da im Sommer 1986 die Abschlußprüfungen anstehen. Die schulischen Leistungen sind von bisher »gut und besser« innerhalb weniger Monate auf »ausreichend und besser« abgesunken. Die ständige Einnahme von »Allergietabletten« hat auch hier deutliche Spuren hinterlassen.

Bitte setzen Sie sich wegen eines Termins mit mir in Verbindung.

Mit freundlichen Grüßen
G. K., F.

Hieraus erkennen wir, wie verhängnisvoll die cortisonhaltigen Salben »wirken«! Als Einstimmung in den Leidensdruck der Patienten gebe ich Ihnen einen weiteren Brief bekannt, der von einem 14jährigen Jungen stammt:

Hallo Herr Spiller!

Wie geht es Ihnen? Mir geht es super. So gut wie es mir jetzt wieder geht, ging es mir seit zwei Jahren nicht mehr. Die Haut wird immer besser. Ich habe überhaupt keinen Juckreiz mehr. Das Essen schmeckt super. Ich esse immer noch Frischkost. Ich will Ihnen jetzt meine ganzen Erlebnisse über die Neurodermitis erzählen. Vor zwei Jahren nach dem Winter begann es. Ich wurde von dem quälenden Hautleiden überfallen. Ich hatte das zwar schon seit dem 2. Lebensjahr, doch man konnte schon lange nichts mehr sehen. Die Haut wurde von Tag zu Tag schlimmer. Zuerst gingen wir zum Hautarzt nach K. Der verschrieb mir Salben mit Cortison natürlich und sagte, daß ich Neurodermitis habe und daß man da den ganzen Tag sich dick eincremen muß. Doch die Haut wurde immer schlimmer. Als wir nicht mehr weiter wußten, gingen wir zu einem Heilpraktiker. Doch dies half auch nicht. Als den Ärzten nichts mehr einfiel, kam ich in die Hautklinik nach K. Hier gab es Cortisontabletten und Salben. Nach drei Wochen wurde ich entlassen. Doch nach 4 Tagen ging der ganze Mist wieder los. Im Mai–Juni fuhr ich dann zur Kur nach St.-Peter-Ording an die Nordsee. Auch da wurde ich jeden Tag eingecremt und bekam jeden Tag 2 Ölbäder. Nichts wurde besser. Als ich wieder daheim war, fuhren wir zu einem Arzt nach M. Doch dies half auch nichts. Der empfahl mir dann, ich solle mir Frischzellen spritzen lassen. Also ließ ich mir Frischzellen in einer Privatklinik spritzen. Dies half auch nichts. Dann erfuhr ich Gott sei Dank die Adresse Ihrer Klinik. Ich war zwar 12 Wochen bei Ihnen, doch die Zeit war sehr schön, denn das ganze Haus war sehr sympathisch. Die Haut wird jetzt von Tag zu Tag besser. Ich bin schon ganz schön braun. Ich gehe fast jeden Tag an den Baggersee bei uns. Ich kann auch wieder baden gehen. Ich spiele viel Tennis und Fußball. Ich trainiere fleißig für die Dorfmeisterschaften bei uns. Ich kann wieder richtig schwitzen, ohne daß es mich juckt. Das war es für heute. Mehr schreibe ich Ihnen das nächste Mal. Sie können mir auch einmal schreiben.

Viele Grüße, Euer Ralf.

PS: 1000 Grüße an alle, die mich kennen und die mit Ihnen in Schreibkontakt stehen.

Da es für den Patienten überhaupt nicht überschaubar ist, welche cortisonhaltigen Präparate angeboten werden, habe ich zur Klarstellung eine Liste aufgestellt.

Hierbei sind die Corticoide (cortisonhaltige Substanzen) »schulmedizinisch« in vier Gruppen aufgeteilt:

Gruppe I   = sogenannte schwach wirksame Corticoide
Gruppe II   = sogenannte mittelstark wirksame Corticoide
Gruppe III = sogenannte stark wirksame Corticoide
Gruppe IV   = sogenannte sehr stark wirksame Corticoide

Angegeben ist jeweils die Art des Corticoids (z. B. Hydrocortison), die Menge (z. B. 0,200%), das Präparat (z. B. Ficortril-Spray) und die Zubereitung (z. B. Spray).

Die Abkürzungen bedeuten:

C = Creme   S = Salbe   M = Milch
E = Emulsion L = Lösung   P = Paste
FS = Fettsalbe Lo = Lotion   T = Tinktur.

Klassifikation der Externkortikoide

Gruppe I

Hydrocortison	0,200 %	Ficortril-Spray	Spray
	0,250 %	Hydrocort Dermale	L
Hydrocortisonacetat	0,200 %	Litraderm	L
Hydrocortison	0,500 %	Ficortril mite	S
		Ficortril Lotio	Lo
		Hydrocort	L
	1,000 %	Ficortril Salbe	S
Hydrocortisonacetat	1,000 %	Scheroson F Salbe	S
Prednisolon	0,400 %	Linola H	E
		Linola H Fett	E
Methylprednisolonacetat	0,250 %	Medrate	S
Hydrocortison	2,000 %	Hydrocort forte	L
	2,500 %	Ficortril Salbe	S
Fluocortinbutylester	0,750 %	Vaspit	S, FS, C
Triamcinolonacetonid	0,0018 %	Volonimat Spray	Spray
Dexamethason	0,012 %	Sokaral	L
Clobetasonbutyrat	0,050 %	Emovate	S, C
Dexamethason	0,100 %	Dexalocal	S, C, L
Fluorometholon	0,100 %	Efflumidex Liquifilm	L
		Isopto-Flucon	L

Gruppe II

Flumethasonpivalat	0,020 %	Locacorten	S, C, Lo
Triamcinolonacetonid	0,0089 %	Volon A Spray	Spray
	0,010 %	Solodelf	C
	0,025 %	Volonimat	C
		Extracort	C

Fluoprednilydenacetat	0,050	%	Decoderm	S
	0,100	%	Decoderm	C, Lo
	0,150	%	Etacortin	S, C, L, Lo, T, P
Fluoroandrenolon	0,025	%	Sermaka½	S, C
Hydrocortisonbutyrat	0,100	%	Alfason	S, C, L
Betamethasonbenzoat	0,025	%	Euvaderm	C
Fluocortolonpivalat plus				
-hexanoat je	0,100	%	Ultracur	S, FS, C
Fluocortolonmonohydrat	0,200	%	Syracort	S, C
Clocortoloncapronat plus				
-trimethylacetat je	0,100	%	Kaban	S, C
Desonid	0,050	%	Tridesilon	S, C
Fluoroandrenolon	0,050	%	Sermaka	S, C, Lo
Betamethasonvalerat	0,050	%	Betnesol V crinalite	L
			Betnesol V mite	S, C
			Celestan V mite	S, C
Triamcinolonacetonid	0,100	%	Delphicort	S, C
			Kortikoid ratiopharm	S
			Volon A	S, C
Fluocinolonacetonid	0,010	%	Jellin Gamma	C
Desoximetason	0,050	%	Topisolon mite	S
Fluocinonid	0,010	%	Topsymin	S
Halcinonid	0,025	%	Halcimat	C

Gruppe III

Betamethasonvalerat	0,100	%	Betnesol V crinale	L
			Betnesol V	S, C, Lo
			Celestan V crinale	L
			Celestan V	S, C, Lo
Betamethasondipropionat	0,050	%	Diprosone	S, C, L
Fluocortolon plus				
Fluocortolonhexanoat je	0,250	%	Ultralan	S, FS, Spray
Fluocortolonpivalat				
plus -hexanoat je	0,250	%	Ultralan	C, M
Fluocinolonacetonid	0,025	%	Jellin	S, C, L, Lo
Diflorasondiacetat	0,050	%	Florone	S, C
Desoximetason	0,250	%	Topsiolon	S, FS, Lo
Fluocinonid	0,050	%	Topsym	S, FS, L
Halcinonid	0,100	%	Halog	S, FS, L
Diflucortolonvalerat	0,100	%	Nerisona	S, FS, C
			Temetex	S, FS, C

92

Gruppe IV

Fluocinolonacetonid	0,200 %	Jellin ultra	C
Diflucortolonvalerat	0,300 %	Nerisona forte	FS
		Temetex forte	FS
Clobetasolpropionat	0,050 %	Dermoxinale	L
		Dermoxin	S, C

Abgesehen von den erschreckenden Nebenwirkungen, muß bei den äußerlich angewendeten Cortisonen ein weiterer Aspekt genau unter die Lupe genommen werden: die allergische Kontaktdermatitis nach Anwendung cortisonhaltiger Salben. In einer Studie von Brigitte Esser, erschienen 1983 in Heft 1 der »Zeitschrift für Hautkrankheiten«, heißt es unter anderem:

»Corticosteroidhaltige Externa gehören zu den am meisten gebrauchten Arzneimitteln überhaupt. Sie machten 1973 2,7% des Gesamtumsatzes der öffentlichen Apotheken aus. Daß diese antiallergischen Parademedikamente selbst als Auslöser allergischer Reaktionen auftreten können, wird selten diskutiert. Ab 1959 findet man vereinzelt Veröffentlichungen über Kontaktallergien nach lokaler Anwendung unterschiedlicher Corticosteroide. In der gesamten Literatur wurden bisher noch keine 100 Fälle beschrieben. Es muß allerdings angenommen werden, daß die Dunkelziffer um ein Mehrfaches der bekannten Fälle beträgt, da nicht überall die Diagnose gestellt und der Fall publiziert wurde. An der Spitze steht die Sensibilisierung gegen Hydrocortison...«

Hydrocortison ist nun aber gerade das Cortison, das in der täglichen Praxis am häufigsten verschrieben wird, da es ein sogenanntes leichtes Cortison sei. Es bleibt nach wie vor festzuhalten: Cortisone, wie auch immer verabreicht, bieten keine Lösung bei der Behandlung der Neurodermitis und sind wegen ihrer Nebenwirkungen abzulehnen.

Dogma Nummer Zwei:
Allergene müssen erkannt werden...

Die Allergie ist nun eine Sonderform einer immunologischen Reaktion, die physiologischerweise zu den wichtigsten Abwehrmechanismen unseres Körpers gehört.   K. Theurer

Um in der Behandlung allergischer Erkrankungen einen entscheidenden Schritt weiterzukommen, muß sich die Medizin endlich von dem Dogma befreien, dem Allergieauslöser (= Allergen) komme eine zentrale Bedeutung zu. Mit dieser Einstellung hat man sich festgefahren. Viele Beispiele können dies nachhaltig belegen, so gerade die Desensibilisierung. In Unkenntnis der wahren Ursachen wird der Patient durch die verschiedensten Allergietestungen gejagt, auf der Suche nach dem Allergen. Epicutantest, Scratchtest und Rast sind nur einige Methoden. Glaubt der Therapeut nun an Hand seiner Ergebnisse, das oder die Allergene gefunden zu haben, macht er in der Regel dem Patienten drei Vorschläge:

1. Reizfreies Klima
2. Lassen Sie es weg (bei Nahrungsmitteln)
3. Desensibilisierung (z. B. Blütenpollen, Gräser, Hausstaub u. a.).

Die Klimakur stellt zwar für die Betroffenen eine willkommene Abwechslung dar und bringt ihm eine kurzfristige Erleichterung, verändert aber nichts im wesentlichen. Kommt der Patient in sein gewohntes Milieu zurück, trifft ihn sehr bald ein Rückschlag. Eine Umfrage des Bundesverbandes Neurodermitiskranker e. V. bei Allergikern, die in Klimakuren waren, hat gezeigt, daß über

94

50 000 keinen Erfolg in der klimatischen Behandlung sehen.

Ähnlich sieht es bei Nahrungsmitteln aus, die als Auslöser fungieren. Das Weglassen dieser Nahrungsmittel beseitigt zwar das Symptom, greift aber nicht in das ursächliche Geschehen ein.

Noch deutlicher wird es bei der Desensibilisierung. Die Methode des Verfahrens besteht darin, durch langsam steigende, dosierte Zuführung des allergenspezifischen Hyposensibilisierungsextrakts eine Überempfindlichkeit des Patienten gegenüber des ausgetesteten Allergens herabzusetzen. Mit anderen Worten: Es wird versucht, den Allergiker an sein Allergen zu gewöhnen. Bei atopischen Erkrankungen, wie Heuschnupfen, Neurodermitis und Asthma ist das ein gefährliches Unterfangen. Immer wieder berichten Patienten, daß nach einer Hyposensibilisierungsbehandlung, z. B. gegen Heuschnupfen, dieser verschwunden sei, sich jedoch dafür eine Neurodermitis ausgebildet hat bzw. anschließend asthmatische Beschwerden in den Vordergrund traten. Welche Zusammenhänge dies bewirken, kann bis heute noch nicht beantwortet werden.

Als alternative und völlig komplikationslose Möglichkeit bietet sich geradezu die Gegensensibilisierung nach Prof. Theurer an. Im Gegensatz zur Hyposensibilisierung braucht das Allergen nicht bekannt zu sein und erspart somit das Austesten. Denn bei dieser Methode stellen die krankhaften Antikörper den immunogenen Reiz dar. Hier werden also die im Patientenblut krankmachenden Faktoren des Patienten zur Desensibilisierung benutzt. Damit werden auch unspezifische und gemischte Allergien erfaßt. Hierbei ist die Vorgehensweise folgendermaßen:

Zur Herstellung einer Gegensensibilisierung werden

dem Patienten 8 ml Venenblut entnommen. Dieses Blut wird zentrifugiert; aus dem gewonnenen Serum wird nun unter Beimengung eines Serumaktivators eine Stammlösung hergestellt. Aus dieser Stammlösung werden nun Verdünnungsstufen aufbereitet, ähnlich dem homöopathischen Prinzip. Danach bekommt der Patient sein »*aufbereitetes Blut*« nach einem bestimmten Injektionsschema zurückgespritzt. Durch diese einfache Methode können dann krankhafte Antikörper zurückgedrängt werden. Der Kinderarzt Dr. Bonnet hat in mehrjähriger Erfahrung an 4104 Patienten bewiesen, daß allergische Erkrankungen mit dieser Methode weitaus besser zu beherrschen waren als durch konventionelle Verfahren wie Cortison, Antihistaminika und Hypo-Sensibilisierung.

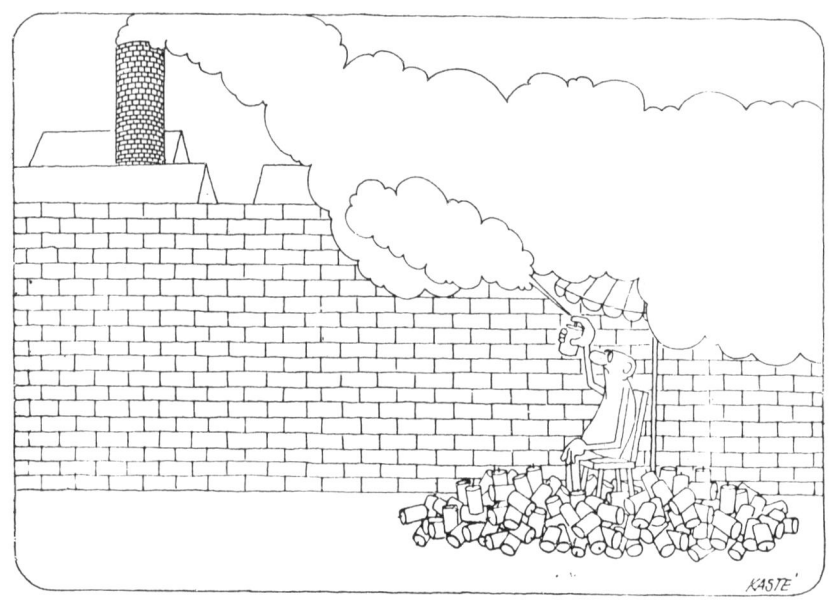

Umwelt als »Makrokosmos«. Die Fabrik ist ein Wirtschaftsfaktor. Der kleine Mann kann kaum dagegen »anstinken«. Ist das Hypo-Sensibilisierung?

96

Der kollektive Impfschutz ist eine Illusion...

Von den vielen Impfungen, die wir heute kennen, sind nur wenige als sinnvoll zu bezeichnen. Einige sind ungerechtfertigt, andere sind sinnlos, und fast alle haben schlimme Folgen.

G. Buchwald

Mit der obigen Aussage wird ein Themenbereich in der Medizin berührt, über den gerne der Mantel des Schweigens gehängt wird.

Wird doch seit Jahr und Tag den Menschen eingeredet, nur über eine umfassende Impfprophylaxe sei ein wirksamer Schutz gegen gefährliche Infektionskrankheiten zu erzielen. Als Beweis wird hierbei der Rückgang so gefährlicher Krankheiten wie Pocken, Typhus, Cholera und Kinderlähmung angeführt. Dabei gibt es überhaupt keinen Beweis für die Richtigkeit dieser Aussage. In Wahrheit ist der Rückgang bestimmter Infektionskrankheiten dort zu verzeichnen, wo sich alle Lebens- und Hygieneverhältnisse gebessert haben. Noch im vorigen Jahrhundert waren die hygienischen Verhältnisse in unseren Breitengraden katastrophal. Abfälle und Abwässer wurden einfach auf die Straße entleert. Sie bildeten somit ein wunderbares Nahrungsreservoir für Ratten, Mäuse und anderes Kleingetier, die maßgeblich an der Übertragung von Seuchen Schuld sind. Die Latrinenflüssigkeit wurde einfach ins Freie entleert, gelangte so ins Grundwasser und verseuchte die Brunnen. Typhusepidemien waren die Folge. Epidemien aber folgen einem Naturgesetz, und zwar ganz unbeeinflußt von Impfungen. Viele Statistiken und Untersuchungen haben inzwischen bewiesen, daß

Infektionen auch in Bevölkerungen auftreten, die »durchgeimpft« sind. Um die Bevölkerung aber nicht zu verunsichern, heißt es inzwischen von amtlicher Stelle: »*Impfung verhindert keine Erkrankung, sondern nur die Schwere der Erkrankung*«.

Verschwiegen werden jedoch die Krankheiten, die nach Impfungen entstehen, vor allem die vielen Todesfälle, gerade durch die Pockenschutzimpfung.

Alfred Dorschner schreibt dazu in seinem Buch »Naturheilkunde – der Weg für dich!«

> »Es ist zu bedenken, daß es außer den angeführten schweren und unheilbaren Schädigungen auf viel breiter Basis bereits zu gesundheitlichen Schädigungen im Kindesalter kommt, was sich in der Anfälligkeit für Krankheiten zeigt, hervorgerufen durch eine Minderung der Abwehrmechanismen im Körper, wie sie an sehr vielen geimpften Kindern, die vorher gesund waren, nach erfolgter Impfung zu beobachten sind. Hier wurde der Boden für die Entwicklung chronischer Krankheiten durch Impfungen vorbereitet.«

Darin liegt auch begründet, warum viele Kinder einen massiven Ausbruch ihrer Neurodermitis nach einer Impfung erleben. Denn der Neurodermitiker leidet an einer Hemmung der Leukozytenfunktion und der zellulären Abwehr, was ihn für Infektionen anfällig macht. Hinzu kommt, daß Neurodermitiker allergisch auf die Inhaltsstoffe von Impfseren reagieren können z. B. Hühnereiweiß, Phenol, Formaldehyd und Antibiotika.

Daß Impfmaßnahmen durch eine gesunde Ernährung ad absurdum geführt werden können, zeigen einige Beispiele:

Im Jahre 1948 erkrankten im Staate North-Carolina (USA) 2402 Kinder an Poliomyelitis (Kinderlähmung).

98

Daraufhin beschäftigte sich der Arzt und Ernährungswissenschaftler Dr. Benjamin P. Sandler mit dieser Epidemie und veranlaßte auf Grund umfassender Untersuchungen, daß die Bevölkerung nach besonderen Richtlinien zu ernähren sei: Er verbot zuckerreiche Nahrungsmittel und Getränke und empfahl den Genuß eiweißreicher Nahrungsmittel, viel Frischgemüse und Obst, also eine lacto-vegetabile (= vollwertige!) Kost. Im folgenden Jahr verzeichnete man nur noch 214 Erkrankungen an Kinderlähmung.

Die gleichen Erfahrungen mit seiner Kost machte er bei der Verhütung und Behandlung der Tuberkulose.

Unterstützt wurden diese wissenschaftlichen Erkenntnisse durch einen anderen amerikanischen Ernährungsforscher, nämlich Dr. med. Royal Lee, Vorstand der Lee-Institution für Ernährungsforschung in Milwaukee.

Dr. Sandler wurde zum Pionier auf dem Gebiet der Polio-Verhütung. In der Stadt Asheville erkrankten 1948 insgesamt 71 Kinder an Polio, 1949 waren es nur noch 5.

Ebenso sind seit 1962 in der deutschen Literatur 133 kasuistische Beschreibungen epileptischer Anfälle nach der Polio-Schluckimpfung aufgefunden worden. Die Dunkelziffer liegt aber wahrscheinlich weitaus höher, da doch befürchtet wird, die Betroffenen würden versuchen, eine Anerkennung als Impfschaden zu erreichen. Dann kämen Schadensansprüche in nicht unbeträchtlicher Höhe auf das Gesundheitswesen zu.

Ich kann dieses Thema nicht einfach abhandeln, ohne einige weitere kritische Fragen aufzuwerfen:

1. Warum müssen Impfstoffe Antibiotika enthalten?
2. Warum sind Impfungen freiwillig? Wenn sie doch so lebensrettend geworden sind und man eine Verseuchung der Bevölkerung verhindern will, warum erläßt

man keine gesetzliche Grundlage, die es zur Pflicht macht, geimpft zu werden? Soll mit der Freiwilligkeit der schwarze Peter jemand anderem zugeschoben werden? (Nämlich dem Betroffenen – siehe Nachwirkungen der Kinderlähmung).

3. Warum werden keine Statistiken veröffentlicht, die zeigen, daß auch bei Geimpften Erkrankungen und Spätfolgen aufgetreten sind?

4. Warum wird nichts unternommen, auch wenn renommierte Ärzte vor Impfungen warnen, wie z. B. Dr. Franz Morell, der in einem Vortrag folgendes sagte:

»Den zarten Organismus eines Kindes so beharrlich – im Namen des Gesetzes – mit Toxinen zu belasten, zeugt nicht nur von Schwachsinn, sondern auch von einem kriminellen Sadismus. Ob man es noch lange dulden wird, dieses skandalöse Massaker? Ein Massaker, welches darin besteht, Impfstoffe zu injizieren, mit der Behauptung, gewissen Krankheiten vorzubeugen, während man in Wahrheit den Krebs und seine Schrecken heraufbeschwört. Mögen die zivilisierten Völker, die bis obenan vollgestopft sind mit ihren wunderbaren Impfungen, Antibiotika, Pillen und Barbituraten, diese Warnung ernstnehmen.«

Ich möchte einen weiteren Arzt und Impfgegner zitieren. Dr. G. Buchwald aus Bad Steben sagte in seinem Vortrag am 21. Febr. 1986 auf dem Gesundheitstag Essen:

»Würde ich nochmals vor die Frage gestellt, meine Kinder impfen zu lassen, so würde ich sie – bei meinem heutigen Wissensstand – *keiner Impfung* unterziehen. Bei fast allen Impfungen ist der Nutzen gleich Null, weil es die Erkrankung nicht mehr oder kaum noch gibt. Der Schaden hingegen ist beträchtlich und belastet mit vielen Millionen DM Impfschadensrenten, die Jahr für Jahr zu zahlen sind, unsere eigene sowie die nächsten Generationen.«

Viele Fragen stehen hier noch offen. Doch es wird meiner Meinung nach höchste Zeit, dieses Tabuthema endlich einmal aufzugreifen und von allen Seiten zu durchleuchten.

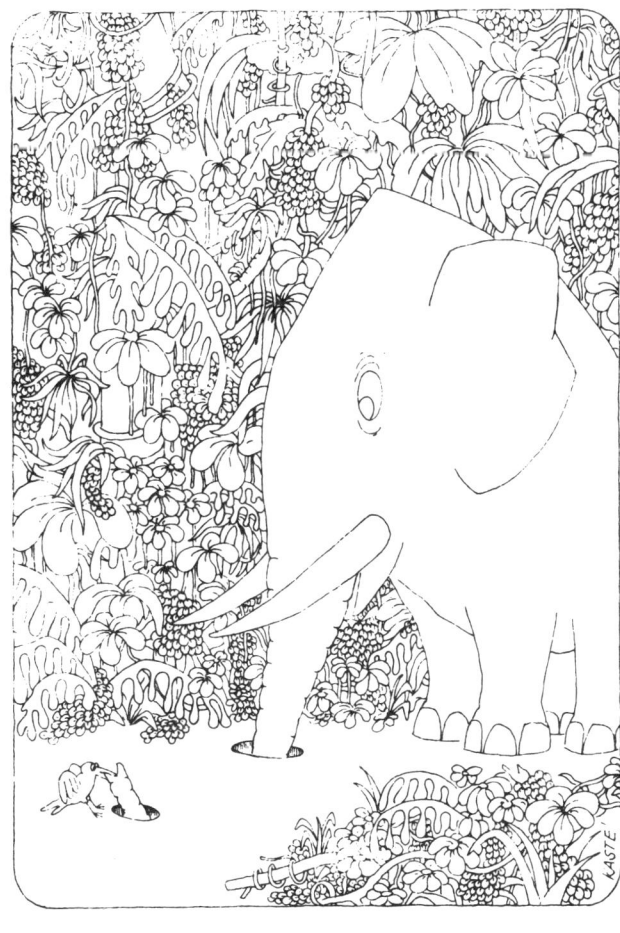

Ohne Worte – oder: »Ein Wurm kommt selten allein!«

Bakterien sind Gesundheitserreger!

Von ausschlaggebender Bedeutung für die Gesunderhaltung des Organismus ist die Aufrecht-
erhaltung einer Anaerobiose im Dickdarm, die
von der Art der Ernährung abhängig ist.

Dr. med. P. G. Seeger

Wenn ein Mensch das Licht der Welt erblickt, ist er im
Normalfall mit einem gesunden Organismus ausge-
stattet. Die Organe sind vollständig entwickelt, das Kind
ist lebensfähig. Um diese Gesundheit zu erhalten, ist
allein ein Faktor maßgebend, der für die weitere Entwicklung von Geist, Seele und Leib ganz entscheidend ist,
nämlich die richtige Ernährung. Denn zwei Dinge muß
der Mensch noch ausbilden:
- Sein Abwehrsystem
- Eine Besiedelung des Darmes mit bestimmten Bakterienarten.

Bakterien ermöglichen es ihm, seine aufgenommene
Nahrung zu verwerten und die entstehenden Giftstoffe im
Darm zu neutralisieren und ausscheiden, die ihn abwehr-
stark machen und ihm Aminosäuren bzw. Vitamine auf-
bauen, damit er seine Gesundheit behält und er den viel-
fältigen Umweltbelastungen gewachsen ist.

Daher hat es die Natur so eingerichtet, daß beim ersten
Saugen an der Brust mit der Muttermilch Knöpfchenbak-
terien Escherich im Darm angesiedelt werden, die aber
sehr bald durch Bifidobakterien und schließlich Colibakterien abgelöst werden. Die Bifidobakterien sind wichtig,
weil sie sofort die Bildung von Vitmain K einleiten und
somit ein Verbluten des Säuglings verhindern. Die somit
begonnene Symbiose zwischen Darmschleimhaut und

Bakterien, speziell den Bifidobakterien beim Säugling, bedeutet die Grundlage einer gesunden Entwicklung. In der Dickdarmflora stellen die Bifidobakterien einen Anteil von 40%. Sie bilden vor allem rechtsdrehende Milchsäure und Essigsäure und verhindern somit das Wachstum krankmachender Keime. Außerdem haben sie eine antibakterielle und antibiotische Wirkung. Dadurch schützen sie vor Infektionskrankheiten und Infekten, auch vor einem Pilzbefall des Darmes. Ferner regulieren sie das Wachstum der Colibakterien. Bifido- und Colibakterien stellen damit die notwendige Vorbedingung für eine Selbstheilung her oder wieder her. Falsche Ernährung und zahlreiche Gifte in der Nahrung bewirken nun, daß sich die Bakterienverhältnisse im Darm zu ungunsten der gesunden Darmbakterien verändert und krankmachende Keime in den Vordergrund treten. Laktobazillen, Clostridien und spezielle Kokken drängen sich vor, und es entsteht eine sog. Dysbiose. Diese Dysbiose beginnt schon im Säuglingsalter mit dem Verabreichen von industriell gefertigter, überzuckerter und faserstoffarmer Babynahrung. Einmal enthält die Babynahrung weder die wichtigen Immunstoffe der Muttermilch, noch ist sie in der Lage, den Säugling ausreichend mit Vitaminen zu versorgen. Sie ist lediglich eine krankmachende Mastkost. Die Babys und Kleinkinder sind zwar pummelig und wohlgenährt, aber im höchsten Maße infekt- und allergieanfällig.

Die Infekte hingegen wie Mittelohrentzündung oder Bronchitis, werden dann fleißig mit Antibiotika bekämpft, die ihrerseits die Darmflora nachhaltig schädigen und somit pathogenen Keimen Tür und Tor öffnen. Durch die Vernichtung der Bifidumflora steigen die Werte für Ammoniak, freie Phenole und Indikan im Darm an, weil die Dysbiose zur Fäulnisbildung und letztlich zur Bildung giftiger Eiweißprodukten führt, wie Indol, Skatol, Phenol und Ammoniak, wodurch es zu einer Vergiftung der Leber kommt. Eine Katastrophe für den Neurodermitiker, der sowieso Schwierigkeiten mit der Leber als Entgiftungsorgan hat. Viele Befunde von Stuhluntersuchungen bei Neurodermitikern bestätigen diese Aussage. Am häufigsten finden wir eine Fermentschwäche und eine toxische Situation im Darm. Der ph-Wert liegt bei stark gehemmtem Wachstum der Flora im sauren Bereich. Es zeigen sich in nur ganz unzureichendem Umfang Toxinausscheidungszeichen, und erfahrungsgemäß deutet dies auf eine Dysfunktion der Innen- und Stoffwechselleistung des Darmes hin. Bei 40% der Neurodermitiker sehen wir zudem eine Überbesiedelung der Darmflora mit dem Pilz Candida albicans, der selbst Toxine ausscheidet und das Immunsystem und die Leber nachhaltig schwächt. Dieser Candida-Pilz nimmt dann überhand, wenn lange Zeit Cortison, Antibiotika oder/und die Pille eingenommen wurde. Der Konsum von Fabrikzucker begünstigt ebenfalls das Wachstum dieses Pilzes. Ein anderer Aspekt ist ebenfalls von ausschlaggebender Beeutung für die Gesunderhaltung des Organismus, nämlich das Aufrechterhalten eines sauerstoff-freien Milieus im Dickdarm. Dieses Milieu ist einzig und allein von der Nahrung abhängig. Während Frischkost sehr reich an Reduktionen, d. h. wasserstoffreich ist, wird durch Kochen die Reduktionsfähigkeit vernichtet. Die Kochkost, die Fleischkost und die denaturierte Kost allgemein, schädigen Milieu und Flora des Darmes, indem die für bestimmte Bakterien stoffwechselmäßig notwendige Sauerstofffreiheit durch Auftreten von Sauerstoff im Darm beseitigt wird. Ist aber Sauerstoff im Darm vorhanden, laufen völlig andere biochemische Reaktionen ab, die sich vor allem auf die Bildung wichtiger biogener Amine auswirken. So erlangen bestimmte Kolibakterien die Fähigkeit, das Vitamin C der Nahrung zu zerstören; ebenso das Vitamin B_1 und Nikotinsäureamid. Halten wir nochmals fest: Eine minderwertige Darmflora ist in der Lage, Vitamine zu zerstören. So kann man zum Beispiel allein an der Farbe des Stuhles erkennen, ob die Vorgänge im Darm normal verlaufen oder nicht. Ein gesunder Stuhl hat eine hellgelbe Farbe und ist fast geruchlos. Erreicht wird dies durch eine gesunde, vollwertige Kost mit einem überwiegenden Frischkostanteil. Beim Allergiker, vor allem beim Neurodermitiker, sind die Bakterienverhältnisse alles andere als normal. Einmal durch die Fehlernährung, zum anderen durch Antibiotika und Cortison. Oftmals findet sich eine Überlagerung mit bestimmten Pilzen. Hier gilt zunächst, den Dickdarm zu reinigen, zum Beispiel über Heilfasten mit Darmbädern, anschließend Rohkost und Symbioselenkung d. h. praxisbezogen, die Einnahme von Darmbakterien über entsprechende Präparate. Jeder sollte sich darüber im klaren sein, daß eine Neubesiedlung des Darmes ½ Jahr und länger dauern kann und eine gewisse Konsequenz und Mitarbeit des Patienten notwendig erscheint, um erfolgreich die Dysbiose in eine Eubiose zurückzuführen.

Das Villinger Modell

Eine Idee wird erst verlacht, dann bekämpft und
schließlich als selbstverständlich angenommen.
A. Schopenhauer

Als der Entschluß gefaßt wurde, in Deutschland eine
Fachklinik für Ernährungsmedizin mit Ausrichtung
auf Behandlung allergischer Erkrankungen zu gründen,
stand dahinter eine Idee, die ihre Vorläufer im Wirken und
Kämpfen so berühmter Ärzte und Wissenschaftler wie Dr.
Ralph Bircher, Dr. Franklin Bircher, Prof. Kollath, Dr.
M. O. Bruker, Prof. Leitzmann und Dr. Dietrich Geißler
hat.

Ziel dieser Idee ist es, einen Weg aufzuzeigen, wie es
möglich sei, ernährungsbedingte Krankheiten ursächlich
zu heilen. Damit wäre auch zu einer Reduzierung der
Kosten im Gesundheitswesen beizutragen und im Heilen
eine Prävention einzubauen, die deutlich die Volksge-
sundheit verbessert. Diese Ziele werden erreicht durch
eine umfassende Aufklärung des Patienten, durch das
Miteinbeziehen von Krankenkassen und anderen Institutionen und durch die konstruktive Auseinandersetzung
mit Andersdenkenden.

Der Mensch wird nicht nur in seiner körperlichen,
sondern auch in seinen geistigen und sozialen Gegebenheiten erfaßt. Er wird durch gezielte Information aktiv in
die Behandlung miteinbezogen.

Die Grundlagen und die Vorteile einer gesunden Lebensweise werden mit gesundheitsbildenden und verhal-
tenstherapeutischen Maßnahmen bewußtgemacht.

Das Modell setzt Impulse für die Verflechtung aller an
der Gesundheit interessierten Personen und Institutio-

nen. Das Villinger Modell bewirkt mit seiner umfassenden Gesundheitsberatung eine wegweisende Prävention. Die erheblichen Kosten auf diesem Krankheitsgebiet können somit nachhaltig gesenkt werden. Nach Schätzung der Forschungsgemeinschaft werden als Folgekosten für ernährungsbedingte Krankheiten in Deutschland 44 Milliarden DM veranschlagt. Die Lösungsansätze blieben bisher symptomatisch.

Die ernährungsbedingten Krankheiten nehmen zu mit der Möglichkeit, Grundnahrungsmittel technisch und chemisch zu verändern und zu denaturieren. Auszugsprodukte, Konzentrate oder Ersatzstoffe waren Anlaß, daß die Nahrung immer ärmer an Vital- und Faserstoffen wurde.

Folgende Erkrankungen nehmen Jahr für Jahr zu:

— Hauterkrankungen und Allergien
— Gebißverfall
— Rheuma
— Stoffwechselerkrankungen
— Fettsucht
— Leber-Galle-Leiden
— Herz-Kreislauferkrankungen
— Krebs

Die Empfehlungen zu einer Ernährungsweise, mit der ernährungsbedingte Erkrankungen verhindert und behandelt werden können, sind weitgehend anerkannt. Die Ergebnisse der Deutschen Forschungsgemeinschaft, des »Select Comitee of Nutrition and Human Needs« des US-Senates sowie einer Gießener Arbeitsgruppe um Prof. Dr. Claus Leitzmann, die sich mit Vollwerternährung befaßt, sind richtungsweisend.

Die Schwarzwald-Klinik in Villingen-Schwenningen widmet sich schwerpunktmäßig der Behandlung ernährungsbedingter Zivilisationskrankheiten, wobei Hauterkrankungen und Allergien im Vordergrund stehen. Folgende Indikationen kommen in Betracht:

- Atopische Erkrankungen
- Alle Formen der Psoriasis
- Akne und andere nichtinfektiöse Hauterkrankungen
- Altersdiabetes
- Rheuma und Gicht
- Fettstoffwechselstörungen
- Übergewicht, Verstopfung, Arteriosklerose

Die Therapiegrundlage bildet eine Vollwerternährung mit individuellspezifischer Ausrichtung, je nach Krankheitsbild. In besonderen Fällen werden auch Heilfastenkuren durchgeführt.

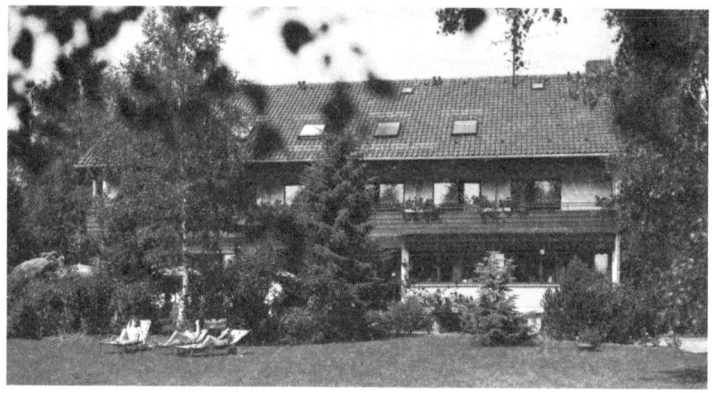

Vorderansicht der »echten« Schwarzwaldklinik Villingen-Schwenningen. Hier steht die Ernährungstherapie hoch im Kurs. Trumpf ist die vitalstofffreieche Vollwertkost, möglichst tierisch-eiweißfrei.

Katamnestische Erhebung

von 99 Patienten

der
Schwarzwald-Klinik
– Fachklinik für Ernährungsmedizin –
Villingen-Schwenningen 1

Die atopischen Erkrankungen, welche bisher in der Medizin als sehr schwer zu therapieren waren, sprechen gut auf die klassischen Methoden der Naturheilverfahren an. Um hierfür den Beweis anzutreten, haben wir 232 Patienten, die im Zeitraum Juli 1984 bis Dezember 1985 in der Schwarzwald-Klinik behandelt wurden, angeschrieben und gebeten, einen Fragenkatalog auszufüllen. Als Rückantwort erhielten wir bis zum 10. März 1986 106 Fragebogen, von denen 99 in die Auswertung kamen. Den Patienten wurden insgesamt 49 Fragen gestellt, die auf den folgenden Seiten chronologisch aufgeführt werden mit der entsprechenden Auswertung. Wir verzichten bewußt auf interpretierende Bemerkungen, um bestimmte Institutionen und interessierte Leser nicht zu beeinflussen.

Fragebogen – Antworten

Frage 1
Wie alt sind Sie?
Bei dieser Frage ergab sich ein Altersdurchschnitt von 25,7 Jahren. Der jüngste Patient war 1 Jahr, der älteste war 88 Jahre.

Frage 2
Sind Sie weiblichen oder männlichen Geschlechts?

Männlich	=	34,3%
Weiblich	=	65,7%

Frage 3
Sind Sie:

Ledig	=	65,7%
verheiratet	=	26,3%
verwitwet	=	3,0%
geschieden	=	5,0%

Frage 4
Welchen Beruf üben Sie zur Zeit aus?

Keinen (Kind)	=	34,3%
Schüler	=	19,2%
Student	=	3,0%
Hausfrau	=	14,2%
Angestellter	=	6,1%
Rentner	=	7,1%
Arbeitsloser	=	3,0%
Sonstiges	=	17,0%

Frage 5
Welchen Schulabschluß haben Sie gemacht?

Kind	=	34,3%
Hauptschule	=	19,2%

Mittlere Reife	=	13,1%
Fachschule	=	7,0%
Abitur	=	15,2%
Kein Abschluß	=	3,0%
Sonstiges	=	8,2%

Frage 6
Von wann bis wann wurden Sie in der Schwarzwald-Klinik stationär behandelt?
Hier ergibt sich im Durchschnitt ein Aufenthalt von 4,3 Wochen pro Patient. Der kürzeste Aufenthalt war 1 Woche, der längste 10 Wochen.

Frage 7
Waren Sie seit dieser stationären Behandlung wieder in einer stationären Behandlung, entweder bei uns oder in einer anderen Klinik?

Nein	=	84,8%
Ja	=	15,2%

Bei ja, aus welchem Anlaß?
4 Patienten wegen einer Operation
5 Patienten wegen einer Kur
2 Patienten wegen einer Neurodermitis
4 Patienten wegen sonstigem

Frage 8
Mit welchen Erwartungen sind Sie damals in unsere Klinik gekommen?

Besserung	=	41,4%
Heilung	=	36,4%
Richtige Ernährung	=	10,1%
Hilfe	=	8,1%
Kein Cortison	=	4,0%

Frage 9

Sind diese Erwartungen durch die stationäre Behandlung erfüllt worden?

Nein	=	14,4%
Ja, teilweise	=	34,0%
Ja, größtenteils	=	39,2%
Ja, vollkommen	=	12,4%

Frage 10

Wie war Ihr allgemeiner Gesundheitszustand bei Aufnahme in die Schwarzwald-Klinik?

Sehr gut	=	3,0%
gut	=	13,1%
weniger gut	=	22,2%
zufriedenstellend	=	16,2%
schlecht	=	25,3%
sehr schlecht	=	20,2%

Frage 11

Wie war Ihr Gesundheitszustand bei der Entlassung?

Sehr gut	=	14,6%
gut	=	28,1%
weniger gut	=	12,6%
zufriedenstellend	=	35,4%
schlecht	=	4,1%
sehr schlecht	=	5,2%

Frage 12

Wie ist Ihr allgemeiner Gesundheitszustand jetzt?

Sehr gut	=	11,1%
gut	=	29,3%
weniger gut	=	10,1%
zufriedenstellend	=	38,4%
schlecht	=	8,1%
sehr schlecht	=	1,0%

Frage 13 a

Welche Impfungen haben Sie bekommen?

Tetanus	=	21,9%
Polio	=	19,2%
Diphtherie	=	17,8%
Pocken	=	9,1%
BGG	=	8,7%
Masern	=	6,4%
Keuchhusten	=	5,9%
Mumps	=	5,1%
Röteln	=	3,2%
Sonstiges	=	2,5%

Frage 13 b

Sehen Sie einen Zusammenhang zwischen Impfung und Verschlimmerung der Krankheit?

Ja	=	16,5%
Nein	=	78,5%
Unentschieden	=	5,0%

Frage 14

Wegen welchen hauptsächlichen Krankheiten bzw. Beschwerden waren Sie damals in unserer Klinik, und wie wurden diese Beschwerden durch unsere Behandlung verändert?

Krankheiten:

Neurodermitis	=	69,3%
Stoffwechselstörungen	=	6,1%
Asthma	=	5,3%
Psoriasis	=	1,8%
Rheuma	=	1,8%
Krebs	=	1,8%
Anämie	=	1,8%
Sonstiges	=	10,3%

Art der Beschwerde:

Beschwerdefrei	= 14,0%
Sehr gut gebessert	= 14,0%
Gut gebessert	= 23,7%
Gebessert	= 25,4%
Wenig gebessert	= 9,6%
Unverändert	= 8,8%
Verschlechtert	= 4,5%

Frage 15

Wenn Ihre oben angegebenen Krankheiten bzw. Beschwerden gebessert wurden, wie lange hat diese Besserung angehalten?
Hier ergibt sich ein Durchschnittswert von 5,5 Monaten. Die kürzeste Besserungszeit liegt bei 1 Monat, die längste bei 18 Monaten. Bei dieser Frage ist zu bedenken, daß die Patienten im längsten Falle seit 18 Monaten aus der Klinik entlassen sind.

Frage 16

Seit wann leiden Sie unter den o. g. Krankheiten?
Die kürzeste Zeit war 2 Monate, die längste 60 Jahre. Das ergab ein Durchschnittswert von 12 Jahren.

Frage 17

Von wievielen Ärzten wurden Sie deswegen behandelt?
Durchschnittlich von 5,7 Ärzten.

Frage 18

Wie oft waren Sie deswegen im Krankenhaus?
Krankenhausbehandlung – ja = 42,4%   – nein = 57,6%
Durchschnittlich 2,6mal, mit einer durchschnittlichen Verweildauer von 8,9 Wochen.

Frage 19

Wie oft waren Sie deswegen zur Kur?
Kuraufenthalt – ja = 52% – nein = 47%
Durchschnittlich 2,2 mal, mit einer durchschnittlichen Verweildauer von 9,6 Wochen.

Frage 20

Von wievielen Heilpraktikern wurden Sie deswegen behandelt?
Heilpraktiker-Behandlung – ja = 73% – nein = 27%
Durchschnittlich wurden die Patienten von 1,6 Heilpraktikern behandelt.

Frage 21

Wie lange wurden Sie insgesamt wegen dieser Krankheit mit schulmedizinischen Methoden behandelt?
Hier haben wir einen Durchschnittswert von 10,7 Jahren.

Frage 22

Wie erfolgreich war die bisherige Behandlung mit schulmedizinischen Methoden?
Gar nicht erfolgreich   = 61,7%
Teilweise erfolgreich   = 34,1%
Erfolgreich   = 2,1%
Sehr erfolgreich   = 2,1%

Frage 23

Wie lange wurden Sie insgesamt mit Naturheilverfahren behandelt?
Hier haben wir einen Durchschnittswert von 1,6 Jahren.

Frage 24

Wie erfolgreich war die bisherige Behandlung mit Naturheilverfahren?
Gar nicht erfolgreich   = 27,9%

115

Teilweise erfolgreich	=	40,7%
Erfolgreich	=	25,6%
Sehr erfolgreich	=	5,8%

Frage 25
Wie beurteilen Sie den Erfolg Ihrer ganzheitsmedizinischen Behandlung in der Schwarzwald-Klinik?

Gar nicht erfolgreich	=	7,2%
Teilweise erfolgreich	=	39,2%
Erfolgreich	=	35,0%
Sehr erfolgreich	=	18,6%

Frage 26
Wie haben Sie sich vor Ihrer stationären Behandlung ernährt?

Frischkost	=	0,0%
Reine Vollwerternährung	=	8,9%
Vollwerternährung mit Abweichungen	=	7,9%
Übliche Mischkost	=	75,3%
Sonstiges	=	7,9%

Frage 27
Wie lange vor der stationären Aufnahme haben Sie sich so ernährt?
Hier haben wir einen Durchschnittswert von 16,3 Jahren.

Frage 28
Wie ernähren Sie sich jetzt?

Frischkost	=	5,0%
Reine Vollwerternährung	=	59,0%
Vollwerternährung mit Abweichungen	=	29,0%
Übliche Mischkost	=	7,0%
Sonstiges	=	0,0%

Frage 29
Haben Sie Ihre Ernährung, angeregt durch die Klinikbe-
handlung bei uns, auf eine vollwertige Kost umgestellt?
Nein   = 14,7%
Ja   = 85,3%

Frage 30
Haben Sie seit Ihrer Entlassung diese Kost beibehalten?
Vollkommen   = 69,7%
Teilweise   = 25,3%
Nein   = 5,0%

Frage 31
Haben Sie vor Ihrer Behandlung in unserer Klinik gele-
gentlich vegetarisch gegessen?
Immer   = 5,3%
Meistens   = 11,6%
Häufiger   = 18,9%
Nein   = 63,2%

Frage 32
Haben Sie vor Ihrer Behandung in unserer Klinik streng
vegetarisch gegessen?
Immer   = 4,0%
Meistens   = 7,1%
Häufiger   = 4,0%
Nein   = 84,9%

Frage 33
Essen Sie seit Ihrer Entlassung aus unserer Klinik vegeta-
risch?
Immer   = 61,6%
Meistens   = 20,2%
Häufiger   = 7,0%
Nein   = 11,2%

Frage 34

Essen Sie seit Ihrer Entlassung aus unserer Klinik streng vegetarisch (tierisch-eiweißfrei)?

Immer	=	49,5%
Meistens	=	22,7%
Häufiger	=	7,2%
Nein	=	20,6%

Frage 35

Wie sind Sie unmittelbar nach Ihrer Behandlung in unserer Klinik zuhause weiterbehandelt worden?

Schulmedizinischer Arzt	=	16,3%
Naturheilkundlicher Arzt	=	35,7%
Naturheilkundlicher Arzt, den ich mir nach der Klinikbehandlung gesucht habe	=	16,3%
Keine Behandlung	=	19,4%

Frage 36

Was war der eigentliche Anlaß für die damalige Einweisung in die Schwarzwald-Klinik durch den behandelnden Arzt?

Eigener Wunsch	=	49,6%
Wunsch des einweisenden Arztes	=	12,0%
Empfehlung durch Heilpraktiker	=	1,7%
Empfehlung durch Bekannte	=	9,4%
Empfehlung durch Bundesverband Neurodermitiskranker	=	22,2%
Krankenkasse	=	2,5%
Sonstiges	=	2,6%

Frage 37

Warum lassen Sie sich mit Naturheilverfahren behandeln?

Gute Heilerfolge ohne Nebenwirkung	=	44,3%
Versagen der Schulmedizin	=	22,7%
Cortisonmüde	=	17,0%
Causale Behandlung	=	11,4%
Resignation	=	4,6%

Frage 38

Welchen der folgenden Aussagen können Sie voll zustimmen?

Naturheilverfahren helfen nur bei bestimmten Krankheiten	28,9%
Naturheilverfahren sind bei allen Menschen wirksam	53,7%
Naturheilverfahren wirken besonders bei leichten Krankheiten	9,9%
Keine Aussage	7,5%

Frage 39

Welche Aussage über Naturheilverfahren trifft für Sie am ehesten zu?

Mit Naturheilverfahren

– Kann man nur wenig Einfluß auf den Heilungsverlauf nehmen	=	3,1%
– Kann ein großer Teil der Krankheit gebessert oder geheilt werden	=	85,5%
– Können alle Krankheiten geheilt werden	=	5,2%
– Keine Antwort	=	4,2%

Frage 40

Wenn Sie über Ihre Krankheit nachdenken, deretwegen Sie zu uns in die stationäre Behandlung kamen: Erachten Sie dies für sinnvoll?

Ja	=	85,4%
Nein	=	2,4%
Weiß nicht	=	12,2%

Fühlen Sie sich mitverantwortlich am Entstehen dieser Krankheit?

Ja	=	25,8%
Nein	=	57,3%
Weiß nicht	=	16,9%

Können Sie durch Ihr Verhalten den Verlauf dieser Krankheit ganz entscheidend beeinflussen?

Ja	=	78,1%
Nein	=	28,3%
Weiß nicht	=	13,6%

Hat die Erfahrung dieser Krankheit Sie dazu bewogen, Ihr Gesundheitsverhalten zu ändern?

Nein	=	2,0%
Ja	=	98,0%

Was haben Sie verändert?

Ich habe meine Ernährung auf eine vollwertige Kost umgestellt	=	48,0%
Ich habe das Rauchen erheblich eingeschränkt	=	3,9%
Ich habe das Rauchen aufgehört	=	5,0%
Ich habe meinen Alkoholkonsum erheblich eingeschränkt	=	6,8%
Ich habe den Alkoholgenuß ganz aufgegeben	=	7,3%
Ich habe mich mehr körperlich bewegt	=	6,1%
Ich habe begonnen, ein geruhsameres Leben zu führen	=	15,6%

Ich habe schlechte Gewohnheiten abgelegt   =   5,6%
Sonstiges   =   1,7%

Ist diese Umstellung Ihres Gesundheitsverhaltens durch die stationäre Behandlung in der Schwarzwald-Klinik wesentlich beeinflußt worden?
wesentlich beeinflußt   =   73,2%
wenig beeinflußt worden   =   14,4%
nicht beeinflußt worden   =   12,4%

Frage 41
Haben Sie durch die damalige Klinikbehandlung eine andere Einstellung zu Ihrer Krankheit bekommen?
Nein   =   37,2%
Ja   =   62,8%

Frage 42
Sind Sie schon einmal in einem anderen Krankenhaus außer unserem stationär behandelt worden?
Nein   =   44,8%
Ja   =   55,2%

Frage 43
Glauben Sie, daß die Art der Beziehung zu Ihrem Arzt einen Einfluß auf den Verlauf Ihrer Krankheit hat?
Nein   =   47,7%
Ja   =   52,3%

Frage 44
Haben Sie das Gefühl, daß Sie sich durch die stationäre Behandlung in unserem Haus seelisch-positiv entwickelt haben?
Ja, sehr   =   8,3%
Ja, deutlich   =   26,1%
Ja, etwas   =   38,6%
Nein   =   27,3%

Frage 45

Waren Sie unmittelbar vor Ihrer Aufnahme in unserer Klinik arbeitsunfähig?

Nein	= 79,2%
Ja	= 20,8%

Wie lange waren Sie arbeitsunfähig?
Hier haben wir einen Durchschnitt von 6,2 Wochen.

Frage 46

Wie oft ungefähr waren Sie in ärztlicher Behandlung ein halbes Jahr vor Aufnahme in die Schwarzwald-Klinik?
Hier haben wir einen Durchschnitt von 14,4 Arztbesuchen.

Wie oft ungefähr waren Sie in ärztlicher Behandlung nach Entlassung aus unserer Klinik?
Hier haben wir einen Durchschnitt von 6,9 Arztbesuchen.

Frage 47

Welche Aussage trifft auf Sie zu:

Nach der stationären Behandlung in der Schwarzwald-Klinik gehe ich weniger häufig zum Arzt	= 18,4%
Brauche ich weniger Medikamente	= 10,6%
Nehme ich mehr naturheilkundliche Arzneimittel	= 25,8%
Lebe ich gesundheitsbewußter	= 39,2%

Frage 48

Wer sollte letztlich darüber entscheiden, welche Arzneimittel von der Krankenkasse bezahlt werden und welche nicht?

Der behandelnde Arzt	= 76,8%
Die Krankenkasse	= 5,0%

122

| Der Staat | = | 4,0% |
| Unentschieden | = | 14,2% |

Frage 49
Wer kann am ehesten erreichen, die steigenden Kosten im Gesundheitswesen einzudämmen?

Die Patienten	=	43,1%
Die Ärzte	=	25,9%
Der Staat	=	7,7%
Die Krankenkasse	=	6,9%
Die Presse	=	1,7%
Die Partei	=	0,9%
Die Gewerkschaft	=	0,9%
Unentschieden	=	12,9%

Zum Schluß ein Wort zur Anerkennung der Behandlung in der Schwarzwald-Klinik durch die Krankenkassen.

Das Villinger Modell, das in seiner Kernaussage ein erfolgreiches Therapiekonzept vorzuweisen hat, legt in erster Linie seinen Schwerpunkt auf umfassende Gesundheitsberatung mit dem Ziel, durch eine Änderung der Lebens- und Ernährungsweise den Menschen die Möglichkeit zu eröffnen, sogen. Zivilisationskrankheiten vorzubeugen und somit weniger häufig medizinische Einrichtungen in Anspruch zu nehmen. Daß diese Maßnahmen langfristig die Kosten für die Krankenkassen senkt und somit das Budget der überstrapazierten Versicherungen entlastet, liegt auf der Hand. Dies wird eindeutig durch die vorliegende Statistik belegt. Hinzu kommt auch der günstige, weit unter dem Schnitt üblicher Krankenhäuser liegende Pflegesatz, mit dem die Schwarzwald-Klinik arbeitet.

Das sind Voraussetzungen, die die Krankenkassen eigentlich aufhorchen lassen sollten und überdies entscheidende Argumente zur Übernahme der Kosten für einen stationären Aufenthalt darstellen. Doch weit gefehlt! Mit Ausnahme einer großen Ersatzkasse in Wuppertal und verschiedener regionaler AOK's bekommen z. B. die Eltern nur ihre Kostenzusage, wenn sie ihre Kinder auf die Geschäftsstelle schleppen und ihre Verzweiflung massiv zum Ausdruck bringen, oder wenn sie sogar mit Klage drohen. Leider kommt es in nächster Zeit zu einigen Sozialgerichtsprozessen, eine Entwicklung, die mich traurig stimmt, denn hier wird an den eigentlichen Zielen vorbeigearbeitet. Ist es denn in Deutschland nur dann möglich, eine freie Arzt- und Therapiewahl durchzusetzen, wenn man klagt? Die Patienten mit Neurodermitis sind nach vielen Jahren cortison- und klimamüde. Sie wollen neue Wege gehen und sind bereit, große Opfer in Kauf zu nehmen. Diese Wege sollte man ihnen nicht verwehren.

Auch sollte man in der Öffentlichkeit deutlich aussprechen, daß die Krankenkassen langsam in die Pleite treiben und wir immer mehr Beiträge bezahlen müssen. 1986 sind die Kassenbeiträge über 12% der Bruttolöhne heraufgeschossen. Und diese Schraube dreht sich weiter. Damit treiben die Sozialbeiträge die Lohnnebenkosten weiter in die Höhe, mit denen wir in der Bundesrepublik Deutschland sowieso an der Spitze der Industrieländer liegen. Folglich müßte jedem Politiker die immer weiter steigenden Krankenversicherungsbeiträge am Herzen liegen. Von 1970 bis 1985 stiegen die Ausgaben der Krankenkassen von 24 auf 109 Milliarden DM. Wenn das so weitergeht, ist die Krankenversicherung nicht mehr zu finanzieren. Worin liegen nun die Gründe für diese Kostenexplosion im Gesundheitswesen? Einerseits gibt es immer grö-

124

ßere medizinische Fortschritte, immer kompliziertere und teure Apparate, hohe Kosten für schwierige Operationen (z. B. Herzchirurgie) wie auch für kostbare Computertomografen, andererseits, und das, trotz umfangreicher Vorsorgemaßnahmen, nehmen Zivilisationskrankheiten den 1. Platz im Krankheitswesen ein. Trotz mehr Vorsorge, trotz mehr Nachsorge, werden die Menschen immer kränker, belasten die Kassen. Die heutige angeblich hohe Lebenserwartung von ca. 70 Jahren verdanken wir nicht unserer Gesundheitsvorsorge, sondern dem Umstand, daß es den Ärzten gelingt, uns solange krank zu halten. Je länger der Krankheitsprozess dauert, um so besser für Arzt und Pharmazie, denn sie leben ja davon, und wie man weiß, nicht schlecht! Ein Neurodermitiker verbraucht z. B. im Monat für ca. 200,– DM Salbe. Das sind bei 2 Millionen Betroffener 400 Mill. im Monat bzw. 4,8 Milliarden im Jahr. Ein Markt also, der ein gutes Geschäft verspricht. Dabei geht es auch »ohne«, wie ich im Kapitel über Salben schon dargelegt habe.

Ein weiterer Aspekt, der zur Kostenexplosion beigetragen hat, sind die überflüssigen Krankenhausbetten. Betten, die unnötige Kosten verursachen und die Verwaltungsdirektoren zwingen, trotz leerstehender Betten höhere Pflegesätze zu fordern. Was kann aber konkret getan werden, damit die Beiträge zur Krankenkasse nicht weiter steigen? Das Villinger Modell gibt hierauf eine klare Antwort:

— Behandlung der Ursachen
— der Mensch als Ganzes
— Ernährung als Medizin.

Menschen, die sich in einer naturheilkundlichen Klinik behandeln lassen wollen, rate ich, mit allem Nachdruck die Vorteile einer solchen Therapie, vor allem wenn die Ernährungstherapie mitpraktiziert wird, ihrer Krankenkasse transparent zu machen. Noch entscheide ich selbst, welcher Arzt Hand an mich legt, und welche Medikamente ich zu schlucken habe. Das ist Eigenverantwortung im Sinne einer konstruktiven kritischen Partnerschaft zwischen Medizin und Patient.

Als wichtigste Voraussetzung gehört die Aufklärung, denn Sie als Patient haben das Recht, ganz genau zu erfahren, was therapeutisch mit Ihnen geschehen soll, welchen Nutzen, welche Nebenwirkungen und welche Nachteile eine Behandlung haben kann.

(1)   (2)

(3)   (4)

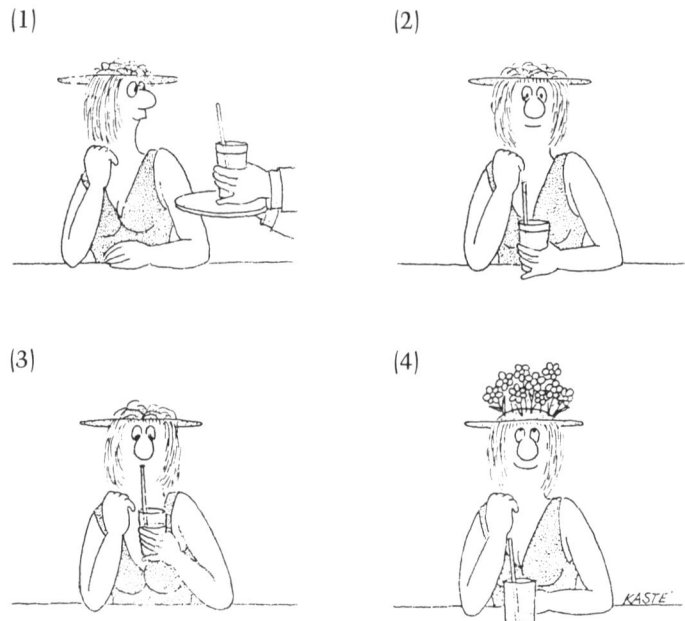

Ursache und Wirkung. Oder: Nahrung ist Medizin...

Patienten schildern ihren Leidensweg

Als Anhang zeige ich Ihnen anhand von Briefen einige Schicksale. In erster Linie möchte ich damit erreichen, daß Ihnen oder Ihrem Kind dieser Leidensweg erspart bleibt. Entscheiden Sie sich für eine ganzheitliche Therapie!

Die Namen der Patienten bzw. Angehörigen werden aus juristischen Gründen mit Kürzeln angegeben oder ganz gestrichen.

Tagebuch über meinen Aufenthalt in der Schwarzwaldklinik, vom 25.6. bis 22.7.1986

Am Mittwoch, den 25. 6. 1986 kam ich um ca. 14.15 Uhr in der Schwarzwaldklinik in Villingen an. Mir wurde ein schön eingerichtetes Zweibettzimmer mit Dusche, WC und Telefon zugeteilt. Um 15 Uhr hatte ich einen Termin bei Herrn Spiller. Er erklärte mir, daß ich mich vorerst nur von tierisch-eiweißfreier Frischkost ernähren müßte, und daß ich bis zum bevorstehenden Allergietest auf Lebensmittel wie Paprika, Nüsse und Zitrusfrüchte verzichten solle. Um 15.30 Uhr war ich bei Herrn Dr. S. angemeldet. Er besah sich die von Neurodermitis befallenen Hautstellen und erklärte mir, daß ich sofort sämtliche Salben und Cremes wegzulassen hätte. Danach mußte ich zur Blutabnahme ins Labor. Um 17 Uhr wurde das Salat-Büffet im Speisesaal aufgebaut, und die Patienten fanden sich zum Abendessen ein.

Am nächsten Morgen klingelte das Telefon, und ich wurde gebeten, zum Blutdruckmessen und Wiegen ins Schwesterzimmer zu kommen. Jetzt bekam ich auch zum ersten Mal die Baumscheidt-Therapie angewandt, die ich von nun an zweimal wöchentlich bekommen sollte. Um 8.25 Uhr mußte ich noch einmal zur Blutabnahme ins Labor. Um 8.30 Uhr gab es dann Müsli zum Frühstück, bestehend aus Frischkornbrei und Obst. Für 11 Uhr war ein Vortrag von Herrn Spiller angekündigt. Das Thema: »Die Erkrankung des Stoffwechsels und die Entgiftung des Körpers«. Um 12 Uhr wurde wieder das Salat-Büffet für das Mittagessen aufgebaut.

Am Freitag, den 27. 6. 86 mußte ich um 9.45 Uhr zum Schiele-Bad, das ich von da an täglich erhalten sollte. Viermal am Tag bekam ich Medikamente zum Einnehmen.

Um 11 Uhr trafen sich die Patienten wieder im Schulungsraum. Der Vortrag von Herrn Dr. S. war dem Thema »Wie sich der Konsum von Zucker (und andere Einflüsse) auf die Seele bzw. das Gemüt auswirken« gewidmet.

Samstags ist in der Schwarzwaldklinik für alle Patienten Obsttag, außer denen, die eine Fastenkur verordnet bekamen.

Am Montag, den 30. 6. 1986 bekam ich meine erste Gegensensibilisierungsspritze, die ich nun an den folgenden 19 Tagen jeden Morgen bekommen sollte. Für 14 Uhr wurde ein Kochkurs angekündigt. Der Koch stellte den Patienten die verschiedenen Getreidesorten vor und erklärte, zu welcher Verarbeitung sie sich am besten eignen. Um 19.40 Uhr konnte ich zum ersten Mal die Fußreflexmassage genießen, die ich von nun an zweimal wöchentlich verordnet bekam. Um 15 Uhr war ich zum Allergietest bei Herrn Spiller angemeldet.

Am Dienstag, den 01. 7. 86 war wieder Kochkurs über das Thema Frischkornbrei.

Außer den täglichen Behandlungen war am Mittwoch, den 2. 7. 86 wieder ein Vortrag durch Herrn Spiller angesagt. Diesmal zum Thema »Gesundheit und Krankheit – welche Rolle spielt die Ernährung?« Um 19 Uhr bekam ich eine Leberspritze zur Aktivierung der Entgiftung durch die Leber.

Mein Aufenthalt in der Schwarzwaldklinik wurde neben den obengenannten Behandlungen durch folgende Vorträge und Kochkurse begleitet:

> Getreide und Getreideerzeugnisse
> Der Zusammenhang von Körper und Seele
> Gemüse und Obst; Fette und Öle
> Streß und Entspannung
> Gesundheitsschädigung durch Zucker
> Das tierische Eiweiß
> Fluor und Amalgam
> Kochkurse: Brot und Salatsoßen, Hefezopf, Sauerteig

Mein Hautzustand veränderte sich ziemlich schnell zum Positiven. Zunächst trocknete meine Haut in den ersten Tagen durch das Weglassen sämtlicher Cremes völlig aus, was sich jedoch schon nach 1–2 Wochen regulierte.

Der Juckreiz stellte sich fast vollständig ein. Allerdings erfolgte in

128

meinem Fall keine Entgiftung durch die Haut, was bei den meisten Patienten durch Eiterpickel erfolgte. Trotzdem verbesserte sich mein Hautzustand dermaßen, daß ich heute fast erscheinungsfrei bin. Der Arzt meinte, weil ich schon vor dem Eintritt in die Klinik eine gewisse Diät einhielt und auch schon entsprechende Medikamente einnahm, würde meine Haut evtl. keine Eiterpickel bilden und sich nur schuppen.

Zuhause setzte ich die Ernährungstherapie folgendermaßen fort: Ich ernähre mich weiterhin hauptsächlich von Frischkost, die ich jetzt langsam durch Brot, Kartoffeln, Reis und Nudeln ergänze.

Ich versuche, durch vorsichtiges Hinzufügen einzelner Nahrungsmittel langsam zur tierisch-eiweißfreien Vollwertkost überzugehen.

Jutta R., G.
21. Aug. 1986

Krankengeschichte: Uli H., 38 Jahre

Im frühen Kindesalter: endogenes Ekzem; Therapie:
Teerbehandlung
Zwischen 10. und 30. Lebensjahr nur noch zeitweilige Ausschläge (Kniekehlen, Handrücken); klangen rasch ab durch Cortisonsalben (Betnesol usw.) – sehr trockene Haut.

Im 15. Lebensjahr mehrere Nebenhöhlenspülungen;
Nasenschleimhautschwellungen wurden chronisch; Otriventropfen bis heute.
2 Eingriffe in der Nase – (ohne Erfolg, natürlich!) Hausstauballergie.

1980: Aufkommen von Pollenasthma in feuchten Sommernächten Einnahme von Celestamine;
Allergietest: allergisch gegen Hausstaub, Getreidearten.
Daraufhin folgte einen Winter lang eine Desensibilisierung beim Hautarzt.

1981: Hautausschläge nahmen drastisch zu; großflächige Salbungen Teerlinola, Linola Fett, Triamcinolon.

1982: Eigenblutbehandlung beim Heilpraktiker ohne Ernährungsumstellung (viel tierisches Eiweiß, u. a. Milch)

129

Symbioselenkung, homöopathische Medikamente, Absetzen von Cortison.
Sehr starke Umstimmungserscheinungen, starker Juckreiz, Infektion am Fuß, 4 kg Gewichtsverlust, Schweißallergie, »Sonnenallergie«.

1983: wieder Triamcinolon 0,1/100, Linola Fett bis heute.

1984: Vollwerternährung nach Dr. med. M. O. Bruker.

1985: Mikrobiologische Behandlung;
Eigenblut (Quaddeln), Autovaccine gespritzt;
Symbioselenkung, homöop. Medikamente;
Behandlung blieb ohne Reaktion auf Haut, auch Aufenthalte im Reizklima (Nordsee, Alpen) erfolglos.

Sept. 1985: Bandscheibenvorfall
(Einnahme von Voltaren); Einstellen der sportlichen Tätigkeiten;
weitere 3 kg Gewichtsverlust auf 68 kg;
Zunahme der Ausschläge und des Juckreizes am ganzen Körper (vor allem nachts).

Zur Zeit: Einnahme von Schlaftabletten
(Rohypnol, Valium, Repeltin); Otriven, Triamcinolon, Linola Fett.

1986: Mit gutem Erfolg in der Schwarzwald-Klinik behandelt.

Volker N., 17 Jahre

Allgemeine Angaben

Normale Geburt; Volker wurde 6 Monate gestillt.
Normale geistige und körperliche Entwicklung.

Kinderkrankheiten und andere Krankheiten

Im Kleinkindalter häufige Infekte, Anginen, Otitiden; fast immer stark geschwollene Lymphknoten am Hals.

Okt. 1970: Röteln.

1971: Nach zwei überstandenen Anginen (Binotal und andere Antibiotika) erneute Erkrankung mit hohem Fieber, verbunden mit angeschwollenen Gelenken. Es wurde der Verdacht geäußert, daß die

130

Schwellung im Zusammenhang mit dem Medikament Supranycin stünde. Krankenhausaufenthalt vom 6. bis 19. 11. 1971. Unmittelbar nach Entlassung aus dem Krankenhaus Mittelohrentzündung.

April 1972: Masern (nicht 100%ig bestätigt)

Sept: 1972: Mumps (ebenfalls nicht eindeutig diagnostiziert)

März 1973: Tonsillektomie und Adenektomie

Juli 1973: Windpocken

Mit Beginn der Pubertät häufiges morgendliches Unwohlsein, Kopfschmerzen, Schwindel.

Angaben im Zusammenhang mit Hauterkrankung

Frühjahr 1970: Nesselfieber (Quaddeln am ganzen Körper) Erste Anzeichen eines Ekzems: Ohr, Arm- und Kniebeuge, trockene, schuppige Haut.

November 1970: Diagnose Professor L. und Dr. K.: Neurodermitis; Behandlung mit Decodermsalbe, Ichthocortin, Linola-Fett, Balneum Hermal, Dexatopic u.v.a.

April 1980: im Anschluß an Hochgebirgsaufenthalt Herpes am linken Augenoberlid.

Sept. 1983: Nesselfieber, Quaddeln am ganzen Körper, ging nach Tagen von selbst weg.

Oktober 1983: Virusinfektion mit hohem Fieber, Tempil Kreislaufschwäche, eitrige Hautentzündungen am Körper Krankenhausaufenthalt vom 14. 11. bis 28. 11. 83 Unmittelbar nach Entlassung aus dem Krankenhaus Wiederauftreten von Hautentzündungen (Ichhoseptal und Omsat-Tabletten)

Dezember 1983: Allergie-Test in der Hautklinik D., kein Befund.

Januar 1984: Seitenstrangangina; weitere Verschlechterung des Hautzustandes, Herpes; Einweisung ins Krankenhaus, Infusionstherapie mit Varitect und Vidarabin; Krankenhausaufenthalt vom 21. 1. bis 30. 1. 84

Januar 1985: bakterielle Infektion der Haut

Februar 1985: weitere Verschlechterung des Hautzustandes.

131

In den letzten zwei Jahren kam es des öfteren zu mehr oder weniger schlimmen Hautattacken, die mit allgemeinem Unwohlsein verbunden waren, so daß Volker häufig nicht zur Schule gehen konnte.

14. Mai–18. Juni 1985: Aufenthalt in der Deutschen Klinik für Allergie und Dermatologie (Davos) – ohne nennenswerten Erfolg;

1.–10. Juli 85: massive Beschwerden; Schulbesuch nicht möglich

Juli 85: während Familienferien a. d. Nordsee (Dänemark) ca. 10 Tage fast nur im Bett gelegen, bakterielle Infektion, Antibiotika, Cortisonsalbe

22. Aug. 85: Schulbeginn (in der neuen Schule).

seit 16. 9. bis jetzt (10. 11. 85): mit Ausnahme weniger Tage (Stunden) kein Schulbesuch; morgens apathisch, lustlos, müde (schlechter Schlaf in der Nacht); oft zum Abend hin besser werdend; wechselhafter Hautzustand

13. 11.–19. 11. 1985: Aufenthalt in der Universitätsklinik Mainz. Seitdem Zustand unverändert, sehr wechselhaft; wochenlanger Schulausfall, morgens totale Abgeschlagenheit und Lustlosigkeit, sehr viel Schlaf; bei der Hautärztin wurde eine Unterrichtung in Autogenem Training durchgeführt (6–8 Sitzungen)

18. März 1986: Aufenthalt in der Schwarzwald-Klinik mit deutlicher Besserung (Anm. des Autors)

Patient M. P. männlich 21 J.

1967: Mit dem 2. Lebensjahr traten starkes Hautjucken und typische Beugeekzeme auf, die sowohl äußerlich mit einer cortisonhaltigen Salbe, als auch innerlich mit Cortisontabletten (Urbason) mehrere Monate behandelt wurden.

1971: Mit dem 6. Lebensjahr tritt dann eine leichte Besserung des Juckreizes ein.

1972: Mandel-Operation

1973: Kommt es durch eine Schmierinfektion zu einer massiven Hauteiterung mit stationärer antibiotischer Behandlung in einer Hautklinik. Dort wurde ein Allergietest durchgeführt mit dem Ergebnis, daß angeblich Reaktionen auftreten bei Hühnereiweiß, Pollen, Bienenhonig und Hausstaub. Jetzt wird auch Cortison in das Gesäß gespritzt (Volon A). Diese Maßnahme wird heute allgemein als Kunstfehler angesehen.

März 1974: Asthmabronchitis, Nasennebenhöhlenentzündung; Therapie: Rotlicht und Chemotherapie mit Bisolvonatsaft, Ditenate Sirup und Vebrocilgel.

Sept. 1974: Infektanfälligkeit mit ständigem Schnupfen; Therapie: Vibrocilgel und Rhinoprontsaft

1975: Asthma bronchiale, Nasennebenhöhlenentzündung, Bronchitis und trockene Ekzeme an Armen u. Beinen; Therapie: Ditenatesirup, Bisolvonat, Celestanine Sirup, Otriven Millicarden und Cortison-Salicyl-Salbe

Juni 1977: Infektanfälligkeit, Asthma, Bronchitis, allergischen Schnupfen, Canjinctivitis (Bindehautentzündung), Atemnot und Neurodermitis in den Gelenkbeugen; Therapie: Priatansaft, Vibrocil Tropfen, Celestanine Sirup und Sanatisonsalbe.

Aug. 1977: Befund wie im Juni; Therapie: Priatansaft, Bactrin, Vibrocil, Sinupret und Rotlicht.

Diese Behandlung bei einem 12 Jahre alten Jungen, mit diversen Chemotherapeutika, unter anderem häufig Antibiotika und Cortison, setzte sich noch 4 Jahre weiter fort, bis das Immunsystem total zusammengebrochen war und der Junge mit einem schweren entzündlichen Leberprozeß ins Krankenhaus eingeliefert werden mußte.

Jan. 1981: 1½ Wochen Schüttelfrost, hohes Fieber, grippenartige Körperschmerzen und Gewichtsverlust von 5 kg. Leberwerte um das 20fache erhöht, der Gallenfarbstoff um das 14fache. Der Hepatitis A/g M-Tites war mit 1:78 000 stark pathologisch erhöht.
Bei der Entlassung waren die Leberwerte und der Gallenfarbstoff immer noch nicht normal, und der Junge fühlte sich weiterhin schlecht.

Wenn man nun glaubt, die Therapeuten kämen spätestens jetzt zum Nachdenken, sieht man sich enttäuscht.

Mai 1981: Wegen Ekzeme der Nacken-Halspartie Verordnung einer Corticoidsalbe.

Nov. 1981: Besuch beim Hautarzt wegen starkem Juckreiz, tritt auf nach Wärme, Kälte, Scheuern, Reiben, auf Druck, Anstrengung und Schwitzen; Therapie: Antihistaminka.

Nov. 1982: Neurodermitis breitet sich am Körper aus; Therapie: Nerisona Salbe und Corto-Tavegil Tbl.

Jan. 1984: Befund wie 1982; Therapie: Bestrahlung mit UVA 2 x wöchentlich, Linola Emulsion für Körper, Teer-Linola-Fett für Gelenke.

Im selben Monat Einweisung in die Universitäts- Hautklinik Tübingen, wegen akuten Schubs der Neurodermitis; Therapie: Panergon 150 Kps. 2 x 1, Diprogenta Creme – LLV-Creme, Linola-H-Emulsion, Teer-Linola-Fett, UVA 2 x wöchentl., Vollbad mit Balneum Hermal Teer. Während der Behandlung tritt eine Mittelohrentzündung auf, die mit dem Antibiotikum Eusaprunforte 2 x 1 therapiert wird. Auf Grund der häufigen Antibiotika- u. Cortisongaben entwickelte sich eine intestinale Candidose, d. h. die Darmflora ist völlig zerstört, und es kommt zu einem Überwachstum an Candida-Pilzen. Auch hier werden zum Bekämpfen des Pilzbefalles chemische Präparate eingesetzt, nämlich Moronal Dragees, Ampho-Moronal Lutschtabletten und Moronal Suspension.

Okt. 1984: erneute Aufnahme des Patienten in der Universitäts-Hautklinik Tübingen, jetzt wegen einer total vereiterten Neurodermitis, man nennt dies nupetigenisiertes endogenes Ekzem; Therapie: Refobacin Creme und Terramycin Salbe als antibiotische Abdeckung, später Diprogenta und Diprosone Creme.

Innerlich als Antibiotikum Staphylex 500 3 x 2, wegen des Juckreizes Omeril 2 x 1 u. Tavegil Tbl. 1 x 2.

UVA-Bestrahlung

Nov. 1984: Nachbehandlung beim Hautarzt mit UVA, Diprosone-Basis-Creme und zur Beruhigung Atosil Tropfen.

Inzwischen gibt es keine ekzemfreie Stelle am Körper

Mai 1985: Kuraufenthalt in Davos, der 2. nach Norderney 1976

Therapie: Remederm-Lotio, Decoderm-Lotio, Topisolan Theralene-Saft abends 30 ml, Tinset-Tbl. 2 x 1 da der Saft und die Tabl. nicht anschlugen, Umstellung auf Atarax, Hismanal Tabl., zuletzt 2 x 1 Zaditen.

Während der Behandlung tritt 2 x am rechten Ohr eine Schwellung auf, aus der jeweils ½ ml seröse Flüssigkeit abpunktiert wird. Außerdem kommt es zu Problemen beim Wasserlassen. Bei Entlassung wird empfohlen, Urbason 40 mg als orale Cortisontherapie einzuleiten.

Der absolute Höhepunkt wird am 17. 9. 85 erreicht, als der 20jährige psychisch und körperlich zu Grunde gerichtete Mann von seinem Hausarzt zum Psychiater geschickt wird. Dieser meint; ich zitiere:
 – »Seit Beginn der Lehrzeit verstärkter Juckreiz. Verstärkt seit etwa 2 Monaten unwillkürliches, sich-selbst-ins-Gesicht-schlagen, wobei er dann morgens mit geschwollenem Gesicht aufwache. Der Patient nimmt an, daß sich dies als Gewohnheit eingeschliffen habe, nachdem er statt zu Kratzen, sich zunächst leicht auf die Wangen geschlagen habe.

Lebensgeschichtlich erscheint mir wichtig, daß im Alter von 2–3 Jahren ein Bruder geboren wurde, mit welchem er sich sehr schlecht versteht. Seit etwa ½ Jahr ist er arbeitslos, hat sich am früheren Arbeitsplatz nicht wohlgefühlt. Der Patient bietet hier eine psychomotorische Unruhe, wirkt unsicher.

Wie Ihnen ja bekannt ist, ist bei derartigen endogenen Ekzemen zunächst ursächlich eine angeborene Disposition mit Symptomproduktion ein Zusammenhang mit fehlender mütterlicher Zuwendung. Bei dem jetzt neu aufgetretenem Syndrom würde ich auch am ehesten eine psychische Genese vermuten.« –

Behandlungsvorschlag: Autogenes Training und Sedierung zur Nacht (z. B. mit Atosil).

Jan. 86: Patient wendet der Schulmedizin den Rücken. Läßt sich über einen längeren Zeitraum akupunktieren und nimmt homöopathische Medikamente.
Nach Einweisung in die Schwarzwald-Klinik macht er mehrere Wochen eine starke Entgiftungsphase durch und geht gebessert nach Hause.

An die Patienten der Schwarzwald-Klinik

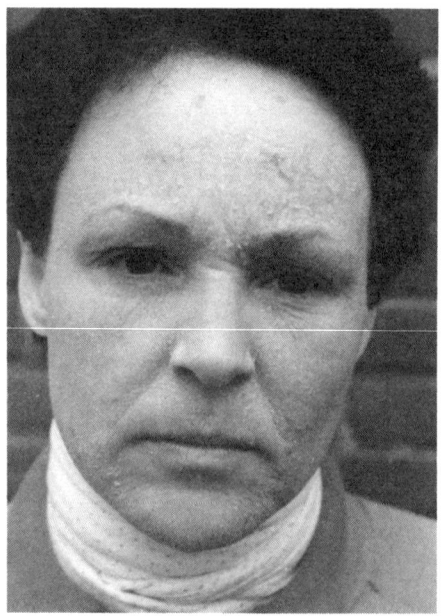

Bis April 1986

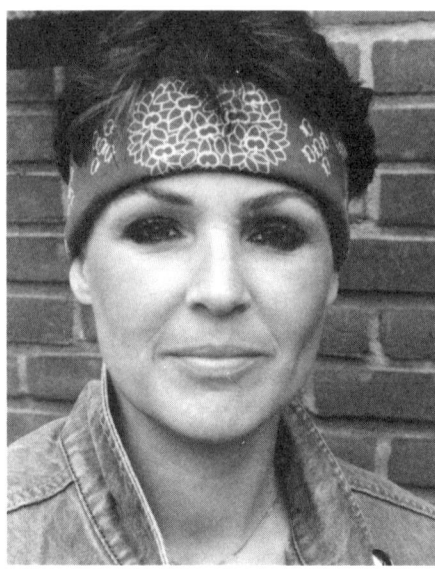

Mai 1986

Ich war vom 15. 1. 86 bis 25. 2. 86 Patientin in der Schwarzwald-Klinik und möchte allen, die wegen ihres veränderten Aussehens unglücklich sind, ein wenig Mut machen, mit diesen Fotos.

Das obere Foto zeigt mich im April 86 zu Hause, wo ich einen Rückfall hatte. Bis Ende Mai löste sich die Haut, und mein Gesicht sah so aus, wie auf dem unteren Foto (Wimperntusche und Lippenstift sind aus dem Reformhaus!). Daß ich viel spazieren ging in der Sonne, sieht man wohl. Den Patienten, die am Körper Eiterkrusten haben, möchte ich noch einen Tip geben: nicht abknibbeln!! Ich tat es aus Ungeduld, habe jetzt überall Narben, die vielleicht irgendwann einmal weggehen.

Gerne beantworte ich weitere Fragen.

Petra B., M.

Das Fasten

Seit Menschengedenken gehört das Fasten zum normalen Lebensablauf der Menschen. Wegen seiner reinigenden, entgiftenden, befreienden und geistig erneuernden Eigenschaft gehört es zu den natürlichsten Bestandteilen einer bewußten Lebensführung. Alle Religionen haben daher das Fasten zum Grundelement ihrer Lehre gemacht, nicht als Strafe, sondern als Gewinn für den Menschen. Leider hat sich durch seine primär materielle Einstellung und der Negativerfahrung des Hungerns in sogenannten schlechten Zeiten der Mensch von dem »Naturbegriff Fasten« entfernt und empfindet das Fasten als Verzicht. Dabei heißt Fasten nichts anderes als Verzicht auf grobstoffliche Nahrung, mit dem Ziel, den Organismus aus den Körperdepots zu ernähren. Doch bevor es soweit kommt, wird erst die Ausscheidung von Gift- und Krankheitsstoffen erheblich gesteigert. Und gerade das macht das Fasten bei fast allen Krankheitsprozessen so wertvoll. Ein entzündeter Körper leitet seine Entzündungsstoffe aus, ein allergischer Organismus kommt zur Ruhe, ja sogar Krebszellen werden abgetötet und ausgeschieden.

Wer fastet, spart sich die Verdauungsarbeit, welche ca. 30% des gesamten Energieaufwandes beansprucht, und nutzt diese freiwerdende Energie für Heilarbeit. Die Abwehrkraft wird erhöht, und das Denkvermögen wird gesteigert. In jeder Beziehung fühlt sich der fastende Mensch leichter und benötigt in der Regel weniger Schlaf. Fasten reinigt nicht nur den Körper, sondern ebenfalls Seele und Geist. Fasten ist eine Verhaltensweise von freien Menschen und hilft die Lebensweise zu ändern. Fasten bedeutet auch: von bejahendem Willen getragene Nahrungsenthaltung.

Während des Fastens kann sich der Verdauungsapparat erholen. Er säubert sich und entgiftet den Organismus von Stoffwechselrückständen. So wie der Darm und die Verdauungssäfte beschaffen sind, so ist auch die Qualität des Blutes und der Zellen. Während des Fastens sollten wir mindestens 2–3 mal am Tag Duschen (auch Kaltwasserschocks), damit die ausgeschiedenen Gifte von der Haut abgewaschen werden. Die Unreinheiten der Vergangenheit bringen dem Menschen Krankheit, Schmerz und Leid. Jeder Fehler, gerade in der Ernährung, hinterläßt Abfälle. Krankheit ist das Ergebnis all dieser nicht beseitigten Abfälle. Der Weg zur Gesundung gelingt nur, wenn der Mensch sich reinigt, d. h. er muß alles ablegen, was ihn belastet: körperlich, geistig wie seelisch. Daher heißt Fasten auch, gewisse Gefühle und Gedanken, welche uns schwerfällig machen, aufzugeben. Unser Organismus sollte sich wenigstens einmal pro Woche während 24 Stunden ausruhen können. Er braucht genauso eine Reinigung, wie ein Schrank, den man vom Staube befreit. Unbedingt fasten sollte man bei einer ausgebrochenen Krankheit. Essen während der Erkrankung verzögert den Gesundheitsprozess und hemmt die Entgiftungsvorgänge. Machen wir es den Tieren nach, die instinktiv bei Krankheit nichts essen. Die Ausscheidungen, die während des Fastens auftreten, wie Schweiß, Atem, Urin und Stuhl, riechen stark und unangenehm. Sie zeigen an, wieviel unser Organismus mit Stoffwechselrückständen, Medikamenten und Umweltgiften überladen ist. Negative Gedanken, Hass, Eifersucht und Zorn entladen sich über Tränen und Alpträume.

Die auftretenden Fastenkrisen werden ausgelöst durch die Unmengen von Abfällen, die durch diese Reinigung plötzlich ins Blut gelangen. Kreislaufschwäche, Kopf-

138

schmerzen und Schwindel sind hierfür typische Anzeichen.

Wie lange soll man fasten?

Es gibt hier keine feste Regel. Bei chronischen Krankheitsprozessen halte ich einen Zeitraum von mindestens 3 Wochen für sinnvoll, mindestens aber 10 Tage, wenn anschließend eine lange Frischkostphase durchgeführt wird. In Ausnahmefällen kann bis zu 40 Tagen gefastet werden. Wer Fasten als reines Entschlacken, Regenerieren und Entgiften ohne Krankheitsbezug durchführen will, sollte dies zweimal im Jahr eine Woche lang (eventuell Frühjahr und Herbst) machen. Beim ersten Versuch sollte unter Anleitung gefastet werden. Viele Gesundheitsberater, von Dr. Bruker in Lahnstein ausgebildet, bieten Fastenseminare an; ferner gibt es in Deutschland einige speziell ausgerichtete gute Fastenkliniken, wo Sie zusätzlich medizinische Betreuung erfahren. Gute Informationen erhalten Sie auch vom – GIZ, Gesundheits-Informations-Zentrum – Alois-Hirt-Str. 28, 7713 Hüfingen 4.

Wie wird gefastet?

Ein oder zwei Tage, bevor man mit dem eigentlichen Fasten beginnt, sollte man Rohkosttage als Entlastung einlegen, entweder mit Obst oder Salaten und frischem Gemüse.

Am 1. Fastentag selbst wird morgens für eine gründliche Darmreinigung mittels Einlauf gesorgt. (Irrigator bekommen Sie in jeder Apotheke). Etwa ein Liter lauwarmer

Kamillentee wird mittels Irrigator zum Spülen in den Darm entleert. Durch die Darmreinigung wird der Verdauungstrakt von Ablagerungen befreit, welche sich seit 10, 20, 30 oder mehr Jahren aufgrund falscher Lebens- und Ernährungsweise angesammelt haben. Alte Krusten in den Vertiefungen des Darmes werden gelöst und ausgeschieden.

Die Gifte im Darm machen den Menschen krank. Der Tod sitzt im Darm. Der Darmtrakt muß als größter Vergiftungsherd angesehen werden. Je länger der Körper verunreinigt wurde, desto länger erfordert er auch eine gründliche, mehrmalige Säuberung. Ich empfehle daher, die Darmeinläufe während des Fastens täglich durchzuführen.

Um die Stoffwechselschlacken, die aus dem Zwischenzellgewebe freigesetzt wurden, schnell auszuleiten, sollte viel Flüssigkeit getrunken werden. Etwa 2−3 Liter eines mineralarmen Wassers (z. B. Volvic) über den Tag verteilt, ist die Mindestmenge, die getrunken werden muß. Dieses reine Wasserfasten verlangt zwar eine große Portion Disziplin, ist aber am wirkungsvollsten. Wer diese strenge Form nicht einhalten will, kann z. B. mittags eine Gemüsebrühe und abends etwas Frucht- bzw. Gemüsesaft dazutrinken. Bei schweren Formen von Allergien, Neurodermitis und anderen Erkrankungen bleibt es beim Wasserfasten. Diese Form des Fastens darf auch nur unter medizinischer Überwachung durchgeführt werden. Ansonsten verweise ich auf die Fastenliteratur, vor allem auf die Bücher von Dr. Lützner und Dr. Buchinger. Es ist immer wieder ein Erlebnis, wenn ich sehe, wie chronisch kranke Menschen während des Fastens zu neuem Leben erwachen und gestärkt, befreit und positiv aus dieser Erfahrung hervorgehen.

Die Ernährung nach dem Fasten

Fasten kann jeder Dumme, Fastenbrechen nur ein Weiser. Mit diesem Satz ist schon fast alles gesagt. Das Fastenbrechen ist das wichtigste am Fasten überhaupt. Wer sich vor lauter Freude, daß wieder gegessen werden darf, unkontrolliert den Magen vollschlägt, wird ein böses Erwachen erleben. Der Organismus muß nach einer Fastenperiode wieder behutsam vom Fastenstoffwechsel auf Nahrungsstoffwechsel umgestellt werden. Man beginnt daher am 1. Tag des Fastenbrechens mittags mit einem Apfel, der sehr langsam gegessen und lange gekaut wird. Der Magen muß erst wieder daran gewöhnt werden, Nahrung aufzunehmen. Am 2. Tag bleibt man ebenfalls bei Obst, während am 3. Tag mit etwas Frischkornbrei und Salaten begonnen werden darf.

Auf gar keinen Fall mit erhitzter Nahrung oder tierischen Produkten fastenbrechen! Es kann dann unter Umständen zu Schocksituationen kommen.

Jetzt haben Sie endlich auch die Gelegenheit, mit alten Essensgewohnheiten und Ernährungsweisen zu brechen. Denn nun sollten Sie Ihrem gereinigten und entgifteten Körper nur reine, gesunde und biologisch wertvolle Nahrung einverleiben. Gemäß des Spruches:

»Eure Nahrungsmittel sollen Eure Heilmittel sein – und Eure Heilmittel sollen Eure Nahrungsmittel sein!«

essen Sie in Zukunft nur noch Frischkost. Denn die Nahrung, die uns Gott zugedacht hat, ist unerhitzt. Denn nur durch seine materialistische Denkart hat sich der Mensch von diesem Naturgesetz entfernt. Er hat die ganzheitliche Denkweise vergessen. Er hat sich vom Makrokosmos abgekoppelt und ist blind geworden. Dadurch hat er die

Naturgesetzmäßigkeiten vergessen und übertreten. Die Tiere, welche diese Gesetzmäßigkeiten beherzigen, sind in Sachen Ernährung unsere Lehrmeister. Sie ernähren sich ausschließlich von unerhitzter Nahrung. Was der Mensch ißt, das ist er. Tote Nahrung tötet. Und Lebendiges kann nur aus lebendigem »Sein« entstehen. Der Mensch ist kein Fleisch- oder Allesesser, sondern ein Pflanzenesser. Viele Kranke zweifeln, ob die Rohkostnahrung nun wirklich die richtige Ernährungsweise sei. Weil die Menschen nicht sofort von allen Krankheiten befreit werden, nehmen sie wieder alte Gewohnheiten an. Es dauert Jahre, bis bestimmte chronische Krankheiten zum Ausheilen gelangen. Es hat ja auch Jahre oder Jahrzehnte gebraucht, bedingt durch die falsche Ernährungs-, Lebens- und Denkensweise, bis eine Krankheit einen chronischen Verlauf nahm. Eine Krankheit ist eine Botschaft. Sie möchte nur auf unsere Fehler aufmerksam machen. Wir sollen nachdenken und erkennen, was falsch gelaufen ist in der Vergangenheit. Eine Krankheit hilft uns demütig werden. Krankheit ist Gnade, sofern wir sie annehmen.

Viele schlummernde Krankheiten brechen erst durch die Kostumstellung aus. Die krankhaften Erscheinungen sind nicht Folge der Rohkost, sondern Resultat der falschen (toten) Ernährung der Vergangenheit. Ich weiß, wie schwer es ist, diesen Erkenntnisschritt nachzuvollziehen und umzusetzen. Wenn Sie den Weg zur Frischkost nicht sofort einschlagen können (was immer bedauerlich ist), kann Ihnen der Rezeptteil den Weg erleichtern. Über die tierisch-eiweißfreie Vollwerternährung fällt Ihnen dieser Schritt leichter; diese stellt zwar nur eine Übergangslösung dar, mit dem Ziel, Sie zur Frischkost hinzuführen. Doch vergessen Sie dabei bitte nicht: Im Grunde vergeuden Sie Zeit, wertvolle Zeit, die Sie vielleicht nicht mehr haben...

Nachwort

Ich habe Dank zu sagen: all denen, die die Entstehung dieses Buches ermöglicht haben. Folgende Personen verdienen hierbei besondere Erwähnung: Werner Doering, Villingen; Monika und Carlo Hörrmann, Strittmatt; Eberhard Cölle, Stuttgart; H. Duft; Brigitte Loga-Spiller, Hüfingen; Jürgen Pfeifer, Boppard, sowie die Patienten der Schwarzwald-Klinik, Villingen.

Wo bekomme ich weitere Information?

Bundesverband Neurodermitiskranker e. V., Sabelstr. 39, 5407 Boppard; Telefon: 06742−2598

Schwarzwald-Klinik, Farnweg 6, 7730 Villingen-Schwenningen 1

Gesundheits-Informations-Zentrum, Alois-Hirt-Str. 28, 7713 Hüfingen-Behla

GGB − Gesellschaft für Gesundheitsberatung e. V., Krankenhaus Lahnhöhe, Postfach 2194, 5420 Lahnstein

Eberhard Cölle, Verlag »Natürlich und Gesund«, Postfach 700118, 7000 Stuttgart 70

Jacqueline Peiter-Brettes, Deutsche Zentrale für Instinktologie, Hostatostr. 51, 6230 Frankfurt 80

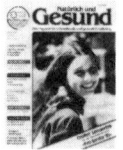
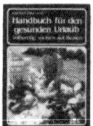

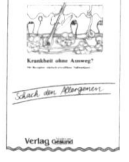
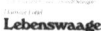
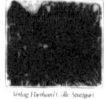
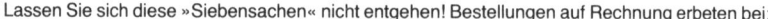
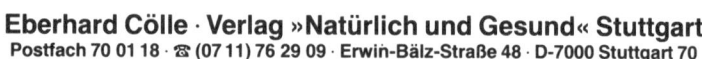